Erfolgreiche Behandlung chronischer Schmerzen

Klinisch-prospektive, doppelblind-randomisierte Studie

bei Patienten mit Halswirbelsäulen-Syndrom

Hinweis: Bitte beachten Sie, dass die hier gegebenen Hinweise, Ratschläge und Lösungsansätze aus einer über 35-jährigen Erfahrung stammen, aber dennoch nicht den Gang zum Heilpraktiker oder naturheilkundlich orientierten Arzt ersetzen können. Weiterhin wird darauf hingewiesen, dass die klassische Schulmedizin die Wirkung bioenergetischer Schwingungen weder akzeptiert noch anerkannt hat.

35 JAHRE RAYONEX Biomedical GmbH

www.rayonex.de

Erfolgreiche Behandlung chronischer Schmerzen

Klinisch-prospektive, doppelblind-randomisierte Studie

bei Patienten mit Halswirbelsäulen-Syndrom

Unser Dank gilt dem Team der Clinical Research Organisation (CRO) unter Leitung von Frau Dr. med. Kottmann für die Festlegung des Studiendesigns, die Durchführung des Monitorings und für die Erstellung des Abschlussberichtes. Ganz besonderer Dank gilt dem Team des Bioenergetischen Therapiezentrums in Melbeck unter Leitung von HP Karin Schußmann sowie dem leitenden Prüfarzt Herrn Dr. med. Axel Schußmann für die Akquirierung, Beratung und Behandlung der involvierten Patienten.

---

35 JAHRE RAYONEX Biomedical GmbH

www.rayonex.de

1. Auflage, Mai 2020
Titelgestaltung: Kirchner Company GmbH, 50735 Köln
Satz: Tanja Zoppe, Rayonex Biomedical GmbH, 57368 Lennestadt

ISBN 978-3-948896-00-3

Rayonex Biomedical GmbH
Sauerland - Pyramiden 1 |57368 Lennestadt
Telefon: +49 2721 6006-0 | Telefax: +49 2721 6006-66
E-Mail: info@rayonex.de | www.rayonex.de

Inhalt der Patienten- und Anwenderinformation

I. Die Rayonex Biomedical GmbH

Die Rayonex Biomedical GmbH mit Sitz in Lennestadt (Sauerland) ist ein seit über 35 Jahren etabliertes Medizinprodukteunternehmen und aktuell in 45 Ländern der Welt vertreten. Rayonex vertritt den ursachenorientierten Behandlungsansatz der Bioresonanz nach Paul Schmidt - benannt nach dem Firmengründer und Ingenieur Paul Schmidt. Die Rayonex Biomedical GmbH ist gemäß DIN EN ISO 13485:2016 für die Entwicklung, die Produktion und den Vertrieb von Medizinprodukten zertifiziert und wird dazu jährlich seitens des TÜV Nord auditiert und zertifiziert.

Außergewöhnliche Produkte verdienen eine außergewöhnliche Präsentation! Daher errichtete die Rayonex Biomedical GmbH ihre Firmengebäude bereits im Jahr 2006 in Pyramidenform. In drei der insgesamt sieben Sauerland-Pyramiden befinden sich die Hauptverwaltung (1), das Therapie- und Beratungszentrum (2) und die Paul-Schmidt-Akademie (3) für die Aus- und Weiterbildung. In den weiteren vier Pyramiden hat der Galileo-Park (4-7), ein Freizeit-, Wissens- und Rätselpark, seine Ausstellungsräume.

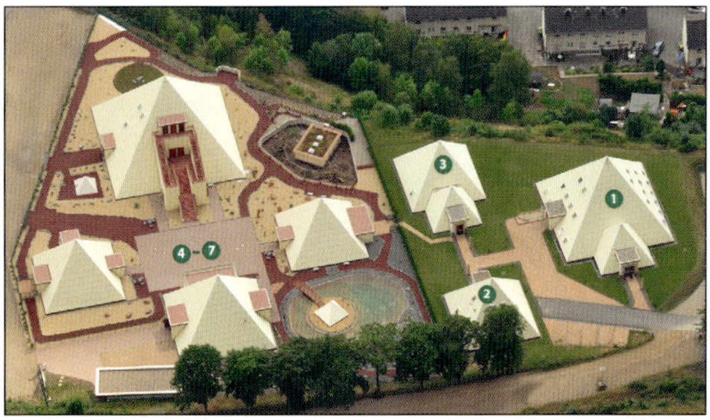

Die Rayonex fertigte ihre Produkte - allesamt Made in Germany - bislang in den Pyramiden. Aufgrund der stetig gestiegenen Nachfrage werden die Rayonex-Produkte nun in der nur wenige hundert Meter entfernten Rayonex-Manufaktur CO2 neutral und hochpräzise mit Roboterunterstützung gefertigt.

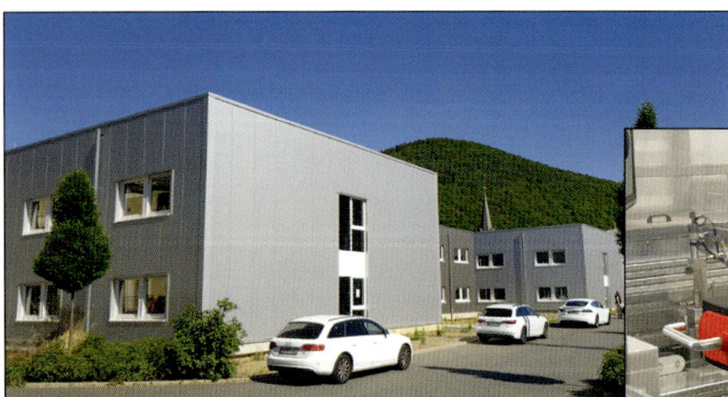

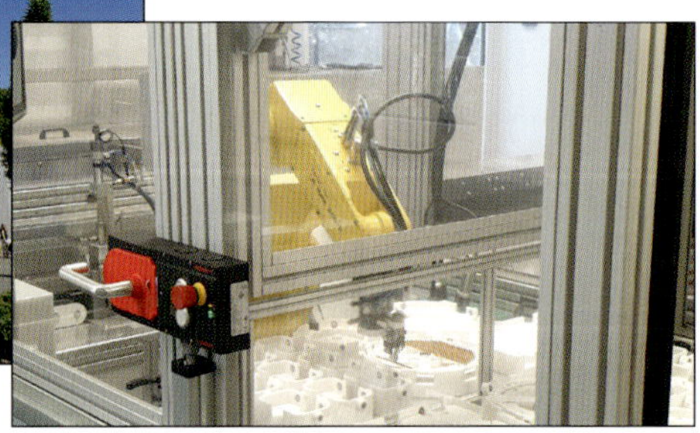

Allein in Deutschland betreuen sieben Regionalleitungen und über 400 Medizinprodukteberater unsere Anwender vor Ort. Mehr Informationen zu unserer Philosophie, den Rayonex-Produkten der Bereiche Humanmedizin, Veterinärmedizin, TCM, Baubiologie und Wellness sowie dem umfangreichen Aus- und Weiterbildungsprogramm finden Sie unter www.rayonex.de.

II. Bioresonanz nach Paul Schmidt – einfach erklärt

Die Bioresonanz nach Paul Schmidt erklärt sich am einfachsten an einem Beispiel aus der Natur. Dabei ist die älteste Form der Bioresonanz sicherlich unser Sonnenlicht. Gelangt Sonnenlicht auf unsere Haut, wird diese braun. Der Grund dafür ist aber nicht etwa die Erwärmung der Haut, sondern der ultraviolette Anteil des Sonnenlichts mit einem Frequenzspektrum im hohen Terahertz-Bereich. Sonnenlicht mit seinem typischen Frequenzspektrum ist dazu in der Lage, die Produktion von Melanin anzuregen und dadurch die Pigmentbildung der Haut zu unterstützen. Auch die Produktion von Vitamin D wird im Organismus durch das Frequenzspektrum des Sonnenlichts angeregt.

Schon im Jahr 1975 entdeckte Paul Schmidt, dass nicht nur das Sonnenlicht mit seinem Frequenzspektrum eine Wirkung auf den Organismus hat, sondern viele andere Frequenzen und Frequenzspektren auch – die Geburtsstunde der heutigen Bioresonanz nach Paul Schmidt. Bis heute forscht die Rayonex Biomedical GmbH nach weiteren Frequenzen und Frequenzspektren und ihren Wirkungen auf Mensch und Tier. Bis heute entstanden bereits über 1.800 Frequenzzusammenstellungen, die mit modernen Bioresonanzgeräten nach Paul Schmidt, z. B. dem Rayocomp PS 1000 polar 4.0 med. oder dem Rayocomp PS 10 med. eingestellt und auf den Patienten zur Stimulation übertragen werden. Genauso geschehen in der klinisch-prospektiven, doppelblind-randomisierten Studie, die im Kapitel VII dieser Patienten- und Anwenderinformation zu finden ist.

Zusammenfassend versteht man unter der Bioresonanz nach Paul Schmidt die Stimulation des Organismus mit dem Ziel, Eigenregulationen zu unterstützen bzw. wieder in Gang zu setzen.

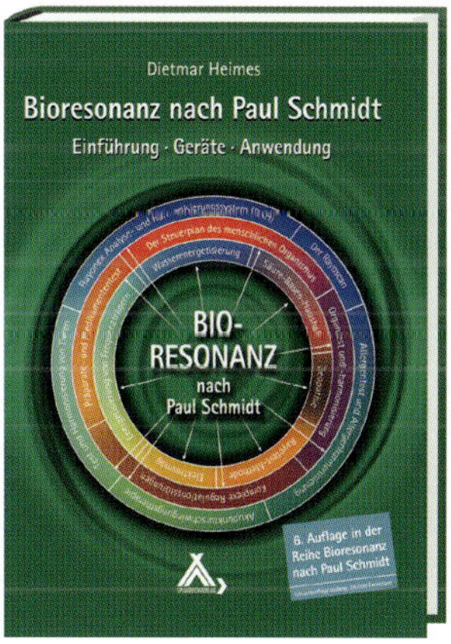

Zu dem Verfahren und zur Anwendung der Bioresonanz nach Paul Schmidt sind bereits viele Bücher erschienen. Ein Bestseller innerhalb der Alternativmedizin ist das Buch von Dietmar Heimes: Bioresonanz nach Paul Schmidt, Einführung, Geräte, Anwendung, welches mittlerweile in sieben Sprachen erhältlich ist.

III. Zusammenfassung von Anwendungsbeobachtungen, wissenschaftlichen Untersuchungen und Studien zur Bioresonanz nach Paul Schmidt
(Download unter: www.rayonex.de/downloads/studien)

Rayonex verfügt über verschiedenste wissenschaftliche Abhandlungen zur Bioresonanz nach Paul Schmidt, die aussagestärkste ist natürlich die neue, klinisch-prospektive, doppelblind-randomisierte Studie zur Schmerzreduktion bei Patienten mit einem HWS-Syndrom. Über die Studien hinaus möchten wir aber auch auf das Erfahrungsberichte-Portal hinweisen: www.bioresonanz-erfahrungsberichte.de.

1. **Randomisierte, prospektive, doppelblinde Studie zum objektiven Nachweis der Leistungsfähigkeit und Sicherheit des Rayocomp Bioresonanzgeräts bei Patienten mit Halswirbelsäulen-Syndrom**
   Thema: Bewertung von Nackenschmerzen, gemessen mit dem Neck-Disability-Index (NDI), vor und nach Behandlung mit dem Rayocomp Bioresonanzgerät im Vergleich zum Placebo sowie die Sicherheit der Geräte bei der Anwendung.

   Ausgeführt mit: Rayocomp PS 1000 polar 4.0 med.

   Ergebnisse: „Es zeigte sich keine Veränderung des NDI (Neck-Disability-Index) in der Placebo Gruppe, aber eine signifikante Verbesserung des NDI nach der Behandlung mit dem Rayocomp Bioresonanzgerät (p<0,001)" (siehe Seite 15). „Basierend auf den Ergebnissen dieser klinischen Studie und basierend auf der Gebrauchsanweisung wurden in dieser klinischen Studie keine nachteiligen Auswirkungen festgestellt, die das Risikoprofil des Rayocomp PS 1000 polar 4.0 Bioresonanzgerät verändern könnten. Insgesamt konnte das günstige Sicherheitsprofil des Rayocomp PS 1000 polar 4.0 Bioresonanzgeräts bestätigt werden. Das Gerät erwies sich als sicher, wenn es gemäß der Gebrauchsanweisung angewendet wurde." (siehe Seite 21).
   Der Abschlussbericht dieser Studie ist in Kapitel VII dieser Patienten- und Anwenderinformation nachzulesen.

2. **Dartsch-Studie**
   Thema: In vitro-Untersuchungen zur Aktivierung des Zellstoffwechsels bei organspezifischen Zellkulturen

   Ausgeführt mit: Mini-Rayonex

   Ergebnisse: Zusammengefasst konnten in den hier durchgeführten in vitro-Untersuchungen die schon von Anwendern beobachteten stimulierenden Wirkeffekte des Mini-Rayonex bestätigt werden. Bemerkenswert ist dabei das Ausmaß der Zellstoffwechselstimulation um 30 % bis 45 %, welches offenbar unabhängig von der Anwendungsdauer zu sein scheint, aber mindestens mehrere Stunden betragen sollte. Die ausgelobten Effekte basieren auf einer in-vitro-Untersuchung an Monozyten, Zellen der unspezifischen primären Immunabwehr. Die Effekte basieren somit nicht auf placebokontrollierten klinischen Studien am Menschen, es gibt keine Nachweise der Übertragbarkeit der Erkenntnisse dieser in-vitro-Untersuchung auf den Menschen.

3. **Fraunhofer Institut**
   Thema: Untersuchungen zur Wirkung harmonisierender Schwingungen mittels Rayonex-Gerätetechnik auf Zellkulturen

   Ausgeführt mit: Rayocomp PS 1000 polar; Rayocomp PS 10; Thyreogym

   Ergebnisse: Alle Rayonex Gerätesysteme erhöhen mit ihrer harmonisierenden Schwingung die Stoffwechselaktivität von FIBROBLASTEN auf bis zu 8 %.
   Ausgesprochen interessant sind die Resultate zur Reparatur der KERATINOZYTEN. Geschädigte Zellen zeigen signifikant hohe Aktivitäten in der Zellteilungsphase. Dies trifft insbesondere auf das Thyreogym mit bis zu 22 % Steigerung zu als auch für das PS 1000 mit sogar über 40 % Steigerung (Bitte auch hier beachten, dass in-vitro-Untersuchungen nicht 1:1 auf den Menschen übertragen werden können.), ...

4. **Bachelorarbeit Fr. Gina Alberts**
   Thema: Ist die Bioresonanz-Therapie hilfreich, um die Ursachen chronischer Erkrankungen beim Pferd zu erkennen und zu behandeln?

   Ausgeführt mit: Rayocomp PS 1000 polar

   Ergebnisse: Im Zeitraum der Behandlungsdauer haben sich durchschnittlich bei 53 % der Pferde Verbesserungen eingestellt und 22 % der chronisch erkrankten Tiere wurden mit Erfolg behandelt, sodass die meisten Störungsgrade, die per Bioresonanz diagnostiziert und therapiert wurden, keine Resonanzfrequenzen mehr aufwiesen.

5. **Dr. med. Thomas Vieth (Klinikum Chemnitz gGmbH, Klinik für Kardiologie)**
   Thema: Bioresonanz nach Paul Schmidt in der Kardiologie

   Ausgeführt mit: Rayocomp PS 1000 polar 4.0 med.; Rayocomp PS 10 med.

   Ergebnisse: Sowohl das individuelle Befinden als auch die Belastbarkeit hat sich bei allen Patienten gebessert. Die klinischen Werte haben sich bei den kardiologischen Patienten deutlich verbessert.

   Die Bioresonanztherapie nach Paul Schmidt war gut und sicher einsetzbar und in den Alltag der hier ausgewählten, stark gesundheitlich beeinträchtigten Patienten optimal einzugliedern (Heimtherapie). Die Bedienung der Geräte (Rayocomp PS 10 med.) konnte im häuslichen Umfeld selbständig und problemlos realisiert werden. Die mit dieser Therapieform behandelten Patienten berichteten allermeist von einer Linderung ihrer Symptome und von einer klinischen Verbesserung ihres Zustandes.

6. **Fallstudien zum Rayocomp PS 1000 polar nach Dr. Gerhard Breier Köln, Oktober 1993**

Thema: Haben feinstoffliche Therapiemethoden mit Resonanzfrequenzen auf pathologisch krankhafte Veränderungen beim Menschen eine Heilwirkung?

Ausgeführt mit: Rayocomp PS 1000 polar

- Insgesamt 514 Patienten
- 12 Fachbereiche: Dermatologie; Orthopädie; Neurologie; Urologie; HNO; Rheumatologie; Krebs; Durchblutungsstörungen; Psychiatrie; Gastroenterologie; Ophthalmologie; Pulmologie

Ergebnisse: Die Rayocomp-Therapie stellt eine nachweisbar wirksame feinstoffliche Therapiekomponente dar, der eine andere pathologische und therapeutische Denkstruktur zugrunde liegt, und zwar mit der Einbeziehung energetischer-zellulärer Wirkmechanismen.

IV. Die Bedeutung einer doppelblind-randomisierten Studie

Die Rayonex Biomedical GmbH stellt zwei Medizinprodukte her: das High-med. Gerät, den stationär in einer Praxis einsetzbaren Rayocomp PS 1000 polar 4.0 med., und für die portable Nutzung, vorzugsweise für Heimtherapiepatienten, den Rayocomp PS 10 med. Dabei ergänzen sich beide Geräte in idealer Weise. Mit dem stationären Rayocomp PS 1000 polar 4.0 werden in der Praxis die für die Behandlung erforderlichen Therapieprogramme zusammengestellt, und entweder in der Praxis direkt therapiert oder aber auf eine Speicherkarte (einer RAH Green-Card) abgelegt und stehen dem Patienten so in sehr einfach nutzbarer Weise für die Heimtherapie zur Verfügung.

Rayocomp PS 1000 polar 4.0 med.

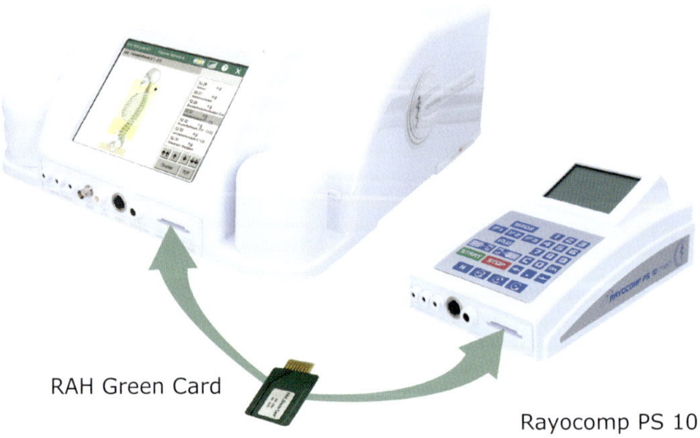

RAH Green Card

Rayocomp PS 10 med.

Die regulatorischen Anforderungen an aktive Medizinprodukte - also auch die beiden Rayocomp-Geräte der Rayonex - müssen im Rahmen einer klinischen Bewertung den Nachweis der Sicherheit und der Wirksamkeit erbringen. Waren diese Nachweise früher noch eher einfach durch Erfahrungsberichte zu erbringen, erwartet die neueste MDR (medical device regulation) den höchsten wissenschaftlichen Nachweis der Wirksamkeit und Sicherheit unter Einbeziehung des positiven Votums der Ethikkommission in Form einer doppelblind-randomisierten Studie.

Was bedeutet das genau? Konkret geht es darum, objektiv beurteilen zu können, ob ein Verfahren wirksam und sicher ist oder nicht.

Daher wurden im Vorfeld der Studie zwei Gerätegruppen erstellt. Zum einen aus der Fertigungsreihe entnommene Rayocomp PS 1000 polar 4.0 med., zum anderen aber unwirksam gemachte Geräte, sogenannte Placebogeräte. Beide Geräte waren äußerlich, als auch seitens der Bedienung nicht voneinander zu unterscheiden. Im Innern der Placebo-Geräte fehlte jedoch das für die Bioresonanz nach Paul Schmidt übliche Dipolantennensystem. Ein validiertes Computerprogramm legte dann bei jedem neuen Patienten zu Beginn der Studie zufällig (randomisiert) fest, mit welchem Gerät er über die gesamte Dauer der Studie zu behandeln ist. Weder der Patient noch der durchführende Studienarzt (doppelblind) wussten also während der Studie, ob ein therapeutisch wirksamer oder nicht wirksamer Rayocomp PS 1000 polar 4.0 med. zum Einsatz kam.

Aus dem Grund wird eine doppelblind-randomisierte Studie auch als höchste Studienform angesehen, da erst nach Auswertung aller Ergebnisse die sogenannte Entblindung, also die Information welche Geräte funktionierten, stattfindet.

Die Angaben, die Patienten zum Ende einer solchen Studie machen, sind in aller Regel eher vorsichtig und nicht euphorisch, weil kein Patient sagen möchte, dass es ihm geholfen hat und es sich später dann eventuell herausstellt, dass er mit einem Placebogerät behandelt wurde.

Aus dem Grund sind doppelblind-randomisierte Studien so hoch im Ansehen, weil die Ergebnisse auf einer absolut objektiven, eher konservativen Berichterstattung beruhen.

V. Das zur Anwendung gekommene Kompaktprogramm 71.60 innerhalb der klinisch-prospektiven, doppelblind-randomisierten Studie zum objektiven Nachweis der Leistungsfähigkeit und Sicherheit des Rayocomp Bioresonanzgeräts bei Patienten mit Halswirbelsäulen-Syndrom

Viele chronische Erkrankungen sind nicht durch eine Ursache bedingt, sondern werden durch eine große Anzahl verschiedener Einflüsse ausgelöst (z. B. Genetik, Lebensgewohnheiten, Umwelt). Die Zusammenstellung des Therapie-Programms zur Studie HWS-Syndrom wurde so ausgewählt, dass möglichst multifaktoriell alle möglichen Ursachen abgedeckt werden konnten, da der individuelle Test innerhalb der Studie entfiel.

Eine Vielzahl an unterschiedlichen Programmen, erstellt von erfahrenen Experten der Bioresonanz nach Paul Schmidt, hat dann letztendlich das Kompaktprogramm der Studie entstehen lassen. Das originale Kompaktprogramm der Studie steht wie über 180 weitere, bereits existierende Kompaktprogramme innerhalb der Rayocomp-Geräte den Anwendern zur Verfügung.

Alle Probanden der Studie haben innerhalb von 70 Tagen 10 Behandlungen mit dem Kompaktprogramm bekommen.

Hier die Inhalte des Kompaktprogramms der Studie:

Energieversorgung:

- Frequenzmuster der Vorsteuerung
- Frequenzmuster des Polaritätsausgleichs
- Frequenzmuster der Chakren
- Frequenzmuster der Akupunkturmeridiane
- Frequenzmuster der ATP-Produktion

Ursachen:

- Frequenzmuster von Mineralien, Vitaminen und z. B. Hyaluronsäure, um die Aufnahme bzw. die Verstoffwechslung anzuregen und einem Defizit entgegen zu wirken
- Frequenzmuster der Schwermetalle
- Frequenzmuster der Spinnen und Schlangengifte
- Frequenzmuster der Umweltgifte
- Frequenzmuster von relevanten Erregern (Bakterien, Viren, Pilze und Parasiten)

Physiologie:

- ❖ Physiologische Frequenzmuster des Skeletts
- ❖ Physiologische Frequenzmuster der Muskulatur
- ❖ Physiologische Frequenzmuster des Immunsystem
- ❖ Physiologische Frequenzmuster des Lymphsystem
- ❖ Nervus accessorius
  (11. Hirnnerv, motorischer Nerv= Schädigungen lähmen Trapezius und Kopfwender)
- ❖ Medulla oblangata (Kontrollorgan im Hirn. Rezeptoren, die unter anderem den Säure-Basenhaushalt regeln)

Pathologie:

Frequenzmuster zur Unterstützung folgender, möglicher Symptome des HWS-Syndroms:

- ❖ Schmerzen (Druck- und Klopfschmerz) im Nacken-Schulter-Bereich über der Wirbelsäule
- ❖ Schmerzen der Muskulatur von Nacken und Schulter durch Verhärtung und Verspannung
- ❖ Empfindungsstörungen (Kribbeln, Taubheitsgefühle in Schulter und Nacken)
- ❖ Lähmungserscheinungen
- ❖ Kopfschmerzen
- ❖ Schwindel
- ❖ Seh- und Hörstörungen
- ❖ Tinnitus
- ❖ Schleudertrauma

Frequenzmuster zur Unterstützung bei folgenden Erkrankungen, die in Bezug zum HWS-Syndrom stehen können:

- ❖ Ostitis, Osteomyelitis / Entzündung der Knochen, Knochenrinde, des Knochenmarks
- ❖ Osteoporose / Knochenschwund
- ❖ Skoliose / seitliche Verkrümmung der Wirbelsäule
- ❖ Arthrose / Gelenkverschleiß
- ❖ Arthritis / entzündliche Gelenkserkrankung
- ❖ Mykosen / Pilzinfektionen
- ❖ Parasitäre Erkrankungen des Skeletts

Entgiftung:

Frequenzmuster zur Unterstützung der Entgiftungsleistung in den Organsystemen Zelle und Gewebe, Lymphsystem, Niere, Verdauungsapparat, Haut

Schmerz/Psyche:

Frequenzmuster zur Unterstützung von chronischen Schmerzzuständen in Kombination mit Schlafstörungen, eingeschränkter körperlicher und seelischer Belastbarkeit, reduzierter Leistungsfähigkeit und Depression

Das in der Studie verwendete Kompaktprogramm 71.60 HWS-Syndrom umfasst insgesamt 18 RAH-Programme, die die oben angegeben Inhalte abdecken. Die Programme waren auf einer Speicherkarte (Green-Card) abgespeichert, die man zum Start der Therapie lediglich in den Rayocomp PS 1000 polar 4.0 einstecken musste.

Hier die Reihenfolge der RAH-Programme und deren jeweilige Therapiezeit basierend auf dem Kompaktprogramm 71.60 HWS-Syndrom:

RAH 00.00	5 Minuten	RAH 70.40	10 Minuten
RAH 01.00	5 Minuten	RAH 70.43	10 Minuten
RAH 02.00	5 Minuten	RAH 70.46	10 Minuten
RAH 31.10	5 Minuten	RAH 70.48	10 Minuten
RAH 54.15	5 Minuten	RAH 70.58	10 Minuten
RAH 54.31	5 Minuten	RAH 70.59	10 Minuten
RAH 64.56	5 Minuten	RAH 71.50	5 Minuten
RAH 70.28	10 Minuten	RAH 71.60	5 Minuten
RAH 70.29	10 Minuten	RAH 01.00	5 Minuten

VI. Zusammenfassung der Studienergebnisse

Die Rayonex Biomedical GmbH mit Sitz in Lennestadt ist ein seit über 35 Jahren etabliertes Medizinprodukteunternehmen und ist aktuell in über 45 Ländern der Welt vertreten. Rayonex vertritt den ursachenorientierten Behandlungsansatz der Bioresonanz nach Paul Schmidt – benannt nach dem Firmengründer und Ingenieur Paul Schmidt. Die Rayonex Biomedical GmbH ist gemäß DIN EN ISO 13485:2016 für die Entwicklung, die Produktion und den Vertrieb von Medizinprodukten zertifiziert und wird dazu jährlich seitens des TÜV Nord auditiert und rezertifiziert.

Rayonex stellt zwei Medizinprodukte her: das High-med. Gerät, den stationär in einer Praxis einsetzbaren Rayocomp PS 1000 polar 4.0 med, und für die portable Nutzung, vorzugsweise für Heimtherapiepatienten, den Rayocomp PS 10 med.
Aktive Medizinprodukte - also auch die beiden Rayocomp-Geräte - müssen im Rahmen der klinischen Bewertung den Nachweis der Sicherheit und der Wirksamkeit erbringen.

In dieser Patienten- und Anwenderinformation werden die Ergebnisse einer auf höchstem wissenschaftlichem Niveau durchgeführten klinisch prospektiven, doppelblind randomisierten Studie zum objektiven Nachweis der Leistungsfähigkeit und Sicherheit des Rayocomp Bioresonanzgeräts bei Patienten mit Halswirbelsäulen-Syndrom vorgestellt.

Der Abschlussbericht kommt zum Ergebnis, dass die Geräte sicher und wirksam in ihrer Anwendung sind, hier Zitate aus dem im Kapitel VII befindlichen Abschlussbericht:

„Es zeigte sich keine Veränderung des NDI (Neck-Disability-Index) in der Placebo Gruppe, aber eine signifikante Verbesserung des NDI nach der Behandlung mit dem Rayocomp Bioresonanzgerät (p<0,001)."
„Bei Nackenschmerzen, Kopfschmerzen, Rückenschmerzen, Schulterschmerzen und Verspannungen wurde unter Placebo-Behandlung keine signifikante Verbesserung erzielt, während unter der Behandlung mit dem Rayocomp Bioresonanzgerät alle Parameter signifikante Verbesserungen (p<0,001) zeigten (Abbildung 2, Abbildung 3, Tabelle 10)."

„Bezüglich der körperlichen Leistungsfähigkeit wurde unter Placebo-Behandlung keine signifikante Verbesserung erzielt, während unter der Behandlung mit dem Rayocomp Bioresonanzgerät alle Parameter signifikante Verbesserungen (p<0,001) zeigten (Tabelle 11). Die Differenzen (alle p < 0,001) sind in Tabelle 12 zusammengefasst und in Abbildung 7 graphisch dargestellt."

„Bezüglich der SF-36 Parameter Körperliche Funktionsfähigkeit, Körperliche Rollenfunktion, Körperliche Schmerzen, Allgemeine Gesundheitswahrnehmung, Vitalität, Soziale Funktionsfähigkeit, Emotionale Rollenfunktion und Psychisches Wohlbefinden wurde unter Placebo-Behandlung keine signifikante Verbesserung erzielt, während unter der Behandlung mit dem Rayocomp Bioresonanzgerät alle Parameter signifikante Verbesserungen (p<0,001) zeigten. Die Differenzen (alle p < 0,05) sind in Tabelle 14 zusammengefasst und in Abbildung 10 graphisch dargestellt."

„Insgesamt zeigte sich ein deutlicher Unterschied im Hinblick auf die Frage, ob ein Patient die Therapie weiterempfehlen würde. Alle Patienten der Rayocomp Gruppe bejahten dies, während dies nur rund ein Viertel der Patienten in der Placebo Gruppe taten. Die Ergebnisse sind in Tabelle 15 zusammengefasst."

„Darüber hinaus konnte bestätigt werden, dass das Rayocomp PS 1000 polar 4.0 Bioresonanzgerät ein sicheres Gerät ist. Basierend auf den Ergebnissen dieser klinischen Studie und basierend auf der Gebrauchsanweisung wurden in dieser klinischen Studie keine nachteiligen Auswirkungen festgestellt, die das Risikoprofil des Rayocomp PS 1000 polar 4.0 Bioresonanzgeräts verändern könnten. Insgesamt konnte das gute Sicherheitsprofil des Medizinprodukts bestätigt werden. Es erwies sich als sicher, wenn es gemäß der Gebrauchsanweisung angewendet wurde."

Mit dieser wissenschaftlichen Studie besteht nun für Patient und Therapeut gleichermaßen der Nachweis einer sicheren und wirkungsvollen Anwendung der Bioresonanz nach Paul Schmidt.

Randomisierte, prospektive, doppelblinde Studie zum objektiven Nachweis der Leistungsfähigkeit und Sicherheit des Rayocomp Bioresonanzgeräts bei Patienten mit Halswirbelsäulen-Syndrom

R-HWS

Klinischer Prüfbericht

Identifizierung des Prüfproduktes	Rayocomp PS 1000 polar 4.0 Bioresonanzgerät
Art der Prüfung	Prospektive, randomisierte, doppelblinde, monozentrische Vergleichsstudie
Anwendungsverfahren	10 Therapiesitzungen innerhalb von 70 Tagen
Patientenpopulation	52 Patienten mit mindestens mittelgradigen Schmerzen im HWS-Bereich
Sponsor	Rayonex Biomedical GmbH Sauerland-Pyramiden 1 57368 Lennestadt
Zugrundeliegender Prüfplan	CIP R-HWS, V3.1 vom 20.08.2019
Koordinierender Prüfer	Dr. med. Axel Schußmann Zur Ohe 2 21406 Melbeck
Autor des Berichtes	Dr. Hans Werner Voß
Version und Datum	Version 1.2 • 20-02-2020

1 Inhalt

2 Zusammenfassung

2.1 Bezeichnung der Prüfung

2.1.1 Titel der klinischen Prüfung

Randomisierte, prospektive, doppelblinde Studie zum objektiven Nachweis der Leistungsfähigkeit und Sicherheit des Rayocomp Bioresonanzgeräts bei Patienten mit Halswirbelsäulen-Syndrom

2.1.2 Referenznummer zur Identifizierung der klinischen Untersuchung

R-HWS

2.1.3 Version und / oder Datum des Prüfplans

Grundlage für den vorliegenden Bericht ist die Prüfplanversion Version 3.1 vom 20.08.2019.

2.1.4 Zusammenfassung der Revisionshistorie im Fall von Änderungen.

1. Version 0.1 • 19-02-2019 Erster Entwurf
2. Version 0.2 • 20-02-2019 Version nach Sponsor und CRO Review
3. Version 1.0 • 26-02-2019 Version 1.0
4. Version 2.0 • 27-03-2019 Version 2.0 nach Review der Ethikkommission
5. Version 3.0 • 05-08-2019 Version 3.0
6. Version 3.1 • 20-08-2019 Version 3.1 nach Prüfarzt Review

2.2 Zweck der Prüfung

Das Ziel der Studie war es, Daten zur Leistungsfähigkeit und Sicherheit des Rayocomp Bioresonanzgeräts bei der Verwendung im Rahmen seiner Zweckbestimmung zu sammeln. Primäres Ziel war es, die Wirksamkeit zu bewerten, wozu der Neck Disability Index (NDI) herangezogen wurde. Zur Bewertung der Sicherheit wurden unerwünschte Ereignisse erfasst.

2.3 Beschreibung der untersuchten Population

Die Studienpopulation bestand aus 52 Patienten mit mindestens mittelgradigen Schmerzen im HWS-Bereich.

2.4 Verfahren der Prüfung

Das Rayocomp PS 1000 polar 4.0 Bioresonanzgerät ist ein CE-zertifiziertes Medizinprodukt zur Linderung der Schmerzsymptome bei Patienten mit Halswirbelsäulen-Syndrom (HWS-Syndrom). Die klinische Prüfung bestand aus insgesamt 12 Besuchstagen, die innerhalb von 20-90 Tagen erfolgten. Details beschreibt Tabelle 1. Zur Durchführung der Studie wurden dem Studienzentrum vom Sponsor vier baugleiche Geräte zur Verfügung gestellt, die gemäß Abschnitt 4.1 gekennzeichnet waren. Zwei der Geräte wurden vor Beginn der Studie funktionsunfähig gemacht (Sham = Placebo). Die Geräte trugen einen Aufkleber mit der Kennzeichnung R-HWS-A bzw. R-HWS-B. Abhängig vom Studienarm wurden die Patienten der entsprechenden Gerätenummer einem Therapiearm zugeordnet. Die Anwendung des jeweiligen Gerätes erfolgte auf der Basis der Gebrauchsanleitung.

2.5 Ergebnisse der Prüfung

Das Ziel der Studie war es, Daten zur Leistungsfähigkeit und Sicherheit des Rayocomp PS 1000 polar 4.0 Bioresonanzgeräts bei der Verwendung im Rahmen seiner Zweckbestimmung zu sammeln.

Primäres Ziel war es, die Wirksamkeit mittels NDI zu bewerten.

Sekundäre Ziele waren, die Sicherheit durch die Erfassung unerwünschter Ereignisse zu bewerten. Zusätzlich wurden als sekundäre Wirksamkeitsparameter eine visuelle Analogskala zur Schmerzausprägung, die Leistungsfähigkeit und die Lebensqualität dokumentiert und analysiert.

Insgesamt 17 männliche und 37 weibliche Patienten im Alter zwischen 27 und 84 Jahren wurden in die Studie eingeschlossen. Jeweils 27 Patienten wurden der Rayocomp (Behandlung mit dem Rayocomp Bioresonanzgerät) bzw. Placebo Gruppe zugeordnet. Die demographischen Daten sind in Tabelle 2 zusammengefasst.

Primärer Hauptzielparameter war die Veränderung des NDI nach Behandlung. Basierend auf den Ergebnissen von Tabelle 7 sind die Unterschiede in Tabelle 8 und Abbildung 1 dargestellt.

	Placebo (n=23)	**Rayocomp[1] (n=24)**
Differenz NDI [MW±SD (Median)]	0,6±5,4 (0,0)	24,1±9,9 (21,0)
Signifikanz	**p < 0,001**	

Im Mann-Whitney-U-Test ergab sich ein statistisch signifikanter Unterschied im Hauptzielparameter zugunsten der Bioresonanztherapie nach Paul Schmidt.

Alle Nebenzielkriterien untermauerten dieses Ergebnis. Sowohl für die visuelle Analogskala zur Schmerzausprägung als auch für die Leistungsfähigkeit und die Lebensqualität (SF-36) wurden signifikante Unterschiede zugunsten der Bioresonanztherapie nach Paul Schmidt beobachtet.

1 Behandlung mit dem Rayocomp PS 1000 polar 4.0

Insgesamt berichteten drei (3) der 52 Patienten über insgesamt 10 unerwünschte Ereignisse. Es bestand jeweils kein Produktproblem, ebenfalls bestand kein Zusammenhang mit dem Prüfprodukt. Es waren keine weiteren Maßnahmen erforderlich und die Patienten erholten sich jeweils vollständig. Der Schweregrad aller AEs war jeweils geringfügig.

Schwerwiegende unerwünschte Ereignisse traten nicht auf.

2.6 Schlussfolgerungen

Mit dem Rayocomp PS 1000 polar 4.0 Bioresonanzgerät wurden signifikante Verbesserungen aller objektiven und subjektiven Parameter der Studie im Vergleich zu einem Placebo Gerät erzielt.
Die besondere Bedeutung dieser Studie ergibt sich aus dem gewählten doppelblinden Design mit einem Placebo Gerät als Vergleichsprodukt.
Darüber hinaus konnte bestätigt werden, dass das Rayocomp PS 1000 polar 4.0 Bioresonanzgerät ein sicheres Gerät ist. Basierend auf den Ergebnissen dieser klinischen Studie und basierend auf der Gebrauchsanweisung wurden in dieser klinischen Studie keine nachteiligen Auswirkungen festgestellt, die das Risikoprofil des Rayocomp PS 1000 polar 4.0 Bioresonanzgeräts verändern könnten. Insgesamt konnte das gute Sicherheitsprofil des Medizinprodukts bestätigt werden. Es erwies sich als sicher, wenn es gemäß der Gebrauchsanweisung angewendet wurde.

2.7 Zeitrahmen der Prüfung

Die Studie wurde auf der Basis des MPG §23b durchgeführt, weswegen keine Zustimmung der Bundesoberbehörde erforderlich war. Ein positives Votum der Ethikkommission (EK) Niedersachsen lag vor. Der erste Patient wurde am 27.05.2019 eingeschlossen. Der letzte Patient beendete die Studie am 11.12.2019.

3 Einleitung

Das Rayocomp Bioresonanzgerät ist ein CE-zertifiziertes Medizinprodukt zur Linderung der Schmerzsymptome bei Patienten mit Halswirbelsäulen-Syndrom (HWS-Syndrom).

Die Bioresonanz-Therapie nach Paul Schmidt gehört zu den sogenannten energetischen Behandlungsverfahren und stützt sich auf Annahmen der traditionellen chinesischen Medizin und auf physikalische Erkenntnisse. Dabei wird davon ausgegangen, dass der Körper auf bestimmte elektromagnetische Schwingungen reagiert, wie beispielsweise die Haut auf Sonnenlicht durch Zunahme der Pigmentierung (1).

Das Bioresonanzsystem wurde von Paul Schmidt basierend auf einem Frequenzgenerator entwickelt, mit dem von ihm 1976 erste Untersuchungen zur Bioresonanz durchgeführt wurden.

Darauf basierend wurde von der Rayonex Biomedical GmbH das Rayocomp PS 1000 polar 4.0 Bioresonanzgerät entwickelt. Erste Studien mit Zellkulturen zeigten eine Steigerung der Stoffwechselaktivität bei Fibroblasten, Keratinozyten und Promyelozyten nach Behandlung mit dem Bioresonanzgerät (2, 3). In Fallstudien und Einzelfallberichten wurde bei mit dem Bioresonanzgerät behandelten Patienten eine subjektive Verbesserung des Schmerzzustands festgestellt (4, 5, 6, 7). Unerwünschte Nebenwirkungen, Kontraindikationen oder Risiken wurden nicht festgestellt.

Als Studienpopulation für diese Studie wurden entsprechend der Zweckbestimmung des Rayocomp PS 1000 polar 4.0 Bioresonanzgeräts Patienten mit einer schmerzhaften Bewegungseinschränkung der Halswirbelsäule, dem sogenannten HWS-Syndrom ausgewählt.

Bei dem Halswirbelsäulensyndrom handelt es sich um ein relativ unspezifisches, aber bei etwa 20% der Bevölkerung auftretendes Beschwerdebild (8, 9). Es können Schmerzen, Missempfindungen und Funktionsstörungen in der Nacken-Schulter-Armregion auftreten. Typische Symptome sind dumpfe, schlecht zuzuordnende Schmerzen in Armen, Schultern oder Nacken. Die Muskeln in dem betreffenden Bereich können hart und verspannt sein. Zusätzlich können Funktions- oder Bewegungsstörungen der Gelenke auftreten. Aufgrund von Nervenreizungen sind Kribbeln und „Ameisenlaufen" in Händen und Armen ebenfalls mögliche Anzeichen des HWS-Syndroms. Eventuell kommen Kopfschmerzen, Schwindel, Seh- und Hörstörungen (Tinnitus) zum Beschwerdebild hinzu.

Ein etabliertes validiertes Messinstrument zur Quantifizierung der Schmerzen beim HWS-Syndrom ist der NDI. Der Score ist gut untersucht und ebenfalls im deutschsprachigen Raum von Cramer et al. validiert worden (10). Bei Verwendung von visuellen Analogskalen zur Erfassung der Schmerzintensität zeigten sowohl die Saskatchewan-Studie als auch Hawley & Wolfe bei Patienten mit Nackenschmerzen einen Ausgangswert von ca. 5 Punkten, so dass dieser Wert als Indikator für eine bedeutsame Symptomatik verwendet werden kann.

Zusätzlich zur schmerzhaften Bewegungseinschränkung können neurologische Symptome in Form von Parästhesien und einer Kraftminderung in den oberen Extremitäten auftreten.

Eine mögliche Ursache für das HWS-Syndrom sind degenerative Veränderungen (Abnutzungserscheinungen an Wirbelkörpern oder Gelenken) der Halswirbelsäule, durch welche die Beweglichkeit der Halswirbelsäule abnimmt und die Wirbelkörper auf die Nervenwurzeln drücken, was die Blutzufuhr behindert.
Als Schmerzsyndrom muss das HWS-Syndrom aber ebenfalls im psychosozialen Kontext betrachtet werden (10, 11).

Kopfschmerzen, die vom Schulter-Nacken-Bereich bzw. von der Halswirbelsäule ausgehen, werden häufig bei langer Schreibtischarbeit und konzentrierter Bildschirmarbeit beobachtet (12). Stress kann die Symptome noch verschlimmern. Verkrampfen sich die Muskeln im Nackenbereich, können auch Kopfschmerzen auftreten.

Bandscheibenvorfälle, Wirbelblockaden oder Spinalkanalstenosen können ebenfalls zu Schmerzen und Entzündungsreizen führen, die in der Folge dann eine starke Muskelanspannung im Schulter-Nacken-Bereich auslösen können.

Eine Langzeitfolge kann zudem eine Sensibilisierung der schmerzleitenden Nerven sein, wodurch der Schmerz chronisch wird. Die Schmerzen können so intensiv werden, dass den Betroffenen übel wird.

Das HWS-Syndrom kann nach Verlauf, Lokalisation, Schmerzausstrahlung und Ursache eingeteilt werden. Die Ätiologie ist in den meisten Fällen unbekannt. Es können jedoch degenerative, traumatische und funktionelle Ursachen unterschieden werden. Weiterhin wird nach zeitlichem Verlauf (akut, chronisch), nach Orten, in die der Schmerz ausstrahlt (lokal, radikulär, pseudoradikulär), und nach dem Bereich, in dem die Schmerzen auftreten (oberes, mittleres, unteres HWS-Syndrom) unterschieden.

Es bestehen unterschiedliche Meinungen bezüglich angemessener Therapiemaßnahmen bei HWS-Syndrom (9). Bei der Standardtherapie werden Bewegungstraining, Mobilisierung, Manipulation, Akupunktur, Schmerzmittel und niedrigdosierte Lasertherapie zur Behandlung von Nackenschmerzen ohne schwerwiegende Pathologie empfohlen (10).

Dabei kommen schmerzlindernde Mittel (Paracetamol, Ibuprofen) oder muskelentspannende Mittel (Diazepam, Tetrazepam) zum Einsatz. Physiotherapie, Entspannungsübungen und Massagen sollen die Beweglichkeit der Halswirbelsäule wieder ermöglichen und die Muskulatur lockern. In seltenen Fällen wird operativ behandelt. Die Effektivität dieser Behandlungsmethoden konnte allerdings bislang nicht eindeutig nachgewiesen werden (8).

In dieser Studie sollte daher die Schmerzlinderung und Besserung der Lebensqualität von Patienten mit HWS-Syndrom bewertet werden, die mit dem Rayocomp Bioresonanzgerät behandelt wurden. Darüber hinaus sollte die Sicherheit der Behandlung untersucht werden, indem unerwünschte Wirkungen während der Behandlung erfasst wurden.

Die Auswertung der in dieser Studie erfassten Daten soll das Wissen über die Therapie mit Bioresonanz erweitern und zur Verbesserung der Behandlung von Patienten mit HWS-Syndrom beitragen.

4 Prüfprodukt und Prüfverfahren

4.1 Beschreibung des Prüfprodukts

Das Bioresonanzgerät Rayocomp PS 1000 polar 4.0 (Rayocomp Bioresonanzgerät) ist ein CE-zertifiziertes Medizinprodukt der Klasse IIa zur Linderung von Schmerzen im Zusammenhang mit Halswirbelsäulen-Syndromen (17). Das Rayocomp Bioresonanzgerät ist ein Biofeedbacksystem der Produktgruppe UMDNS (10-396) aus der Produktkategorie nichtaktive und aktive Medizinprodukte. Die technische Dokumentation wurde letztmalig am 01.03.2017 von der TÜV NORD CERT GmbH bewertet (Bescheinigung Nr. 08 232 012275).

Der Rayocomp PS 1000 polar 4.0 wird im Rahmen eines durch den TÜV Nord, Essen nach DIN EN ISO 13485 und Anhang V der Richtlinie über Medizinprodukte (93/42/EWG) genehmigten Qualitätssicherungssystem gefertigt. Für die Studie verwendete Geräte wurden entsprechend gekennzeichnet.

Die Produktkennzeichnung enthielt folgende Informationen:

- Name des Sponsors, Kontaktinformationen
- Bezeichnung der Studie
- Studienspezifische Nummer
- Verweis „Nur für klinische Studie verwenden"
- Hinweis „Darf nicht in die Hände von Kindern gelangen"

4.1.1 Vorgesehene Verwendung des Prüfproduktes

Bei dieser Studie handelte es sich um eine prospektive, randomisierte, doppelblinde, monozentrische Studie mit einem CE-zertifizierten Medizinprodukt, (Rayocomp PS 1000 polar 4.0) d. h. diese Studie war eine Post-Market-Studie, um Daten zur Leistungsfähigkeit und Sicherheit zu erfassen.

Das Medizinprodukt wurde im Rahmen seiner Zulassung und Zweckbestimmung verwendet. Als Vergleichsprodukt (Placebo) wird ein funktionsunfähiges, verplombtes Gerät verwendet. Die Funktionsunfähigkeit war ohne spezifische Tests durch den Patienten oder Arzt nicht feststellbar.

4.1.2 Änderungen am Prüfprodukt während der Prüfung

Während dieser klinischen Studie gab es keine Änderungen an Materialien, Bestandteilen, Lagerbedingungen oder der Gebrauchsanweisung.

5 Klinischer Prüfplan

5.1 Ziele und Hypothesen der klinischen Prüfung

Das Ziel der Studie war es, Daten zur Leistungsfähigkeit und Sicherheit des Rayocomp Bioresonanzgeräts bei der Verwendung im Rahmen seiner Zweckbestimmung zu sammeln.

Primäres Ziel war es, die Wirksamkeit mittels NDI zu bewerten.

Sekundäre Ziele waren, die Sicherheit durch die Erfassung unerwünschter Ereignisse zu bewerten. Zusätzlich wurden als sekundäre Wirksamkeitsparameter eine visuelle Analogskala zur Schmerzausprägung, die Leistungsfähigkeit und die Lebensqualität dokumentiert und analysiert.

Hypothese war, dass es durch die Therapie mit dem Rayocomp Bioresonanzgerät zu einer signifikanten Verbesserung der Schmerzen kommt.

5.2 Aufbau der klinischen Prüfung

Die klinische Prüfung bestand aus insgesamt 12 Besuchstagen, die innerhalb von 20-90 Tagen erfolgten. Details beschreibt Tabelle 1.

Tabelle 1 Ablauf der Untersuchungen

	Screening	Besuch 1-10	Follow Up
Tag	-21 bis -1	1-3x/Woche	1 bis 14
Ein- und Ausschlusskriterien	•		
ICF	•		
Schwangerschaftstest bei Teilnehmerinnen im gebärfähigen Alter	•		
Demographie	•		
Medizinische Vorgeschichte	•		
VAS	•		•
NDI (Neck Disability Index)	•		•
SF-36	•		•
Leistungsfähigkeit	•		•
Schmerzmedikation	•		•
Unerwünschte Ereignisse		•	•
Subjektive Einschätzung des Therapieerfolgs			•

5.3 Ethische Erwägungen

Bei der hier berichteten Studie handelt es sich um eine klinische Prüfung mit einem CE zertifizierten Medizinprodukt. Eine Genehmigung seitens der Bundesoberbehörde war daher gemäß §23b MPG nicht erforderlich.

Die klinische Prüfung wurde in Übereinstimmung mit der Deklaration von Helsinki in der aktuellen Fassung und unter Beachtung der Anforderungen der „Guten Klinischen Praxis" nach DIN EN ISO 14 155 bzw. ICH-GCP durchgeführt.

Vor Beginn der klinischen Prüfung wurde ein schriftliches Votum zum Protokoll eingeholt. Erst nach Erhalt des positiven Votums der für das beteiligte Zentrum zuständigen Ethikkommissionen wurde mit der klinischen Prüfung begonnen.

5.4 Qualitätssicherung der Daten

Zur Qualitätssicherung war die Durchführung eines unabhängigen Monitorings im Prüfzentrum vorgesehen, das eine Initiierungsvisite, fünf Routinevisiten und eine Abschlussvisite vorsah.

Das Monitoring diente zur Überprüfung, ob die gesetzlich fixierten Rechte der Patienten gewahrt werden und ob eine Sicherheit der Prüfungsteilnehmer gegeben ist. Weiterhin wurden die Einhaltung des Prüfplans sowie die Befolgung der Gesetze und Richtlinien (GCP, MPG, ISO 14155) sichergestellt.

Zusätzlich zum Monitoring vor Ort wurde die Datenqualität fortlaufend durch Remote-Monitoring kontrolliert und dem Zentrum Feedback dazu gegeben.

5.5 Versuchspersonen

5.5.1 Einschlusskriterien

- Geschlecht: männlich und weiblich
- Alter: mindestens 18 Jahre
- Mindestens mittelgradige Schmerzen (≥ 5 auf der VAS) im HWS-Bereich
- Neck Disability Index mit mindestens mittlerer Einschränkung (Score ≥ 15)
- Patienten müssen in der Lage sein, die Patienteninformation zu verstehen
- Patienten müssen willens und in der Lage sein, die Vorgaben der Studie zu erfüllen
- Schriftliche Einwilligungserklärung

5.5.2 Ausschlusskriterien

- Systemische oder inflammatorische muskuloskelettale Erkrankung (z. B. Muskeldystrophien, Polymyositis)
- Trauma mit Frakturen und operative Behandlung
- Schwere systemische Erkrankung mit einer Lebenserwartung < 6 Monate (z. B. fortgeschrittene Herzinsuffizienz, maligne Erkrankungen)
- Massive degenerative Erkrankung mit deutlicher Einschränkung der Beweglichkeit (z. B. Polyarthritis)
- Schwangere oder stillende Patientinnen oder Patientinnen ohne effektive Kontrazeption
- Patienten, die aufgrund von psychischen Erkrankungen nicht in der Lage sind, die Informationen zur Studie zu verstehen, ihre Einwilligung zu geben, oder sich an die Vorgaben der Studie zu halten
- Patienten, die nach Einschätzung des Prüfarztes für die Studie nicht geeignet sind
- Alkohol- oder Drogenabusus
- Nicht einwilligungsfähige Patienten
- Personen, die in einem Abhängigkeits- oder Beschäftigungsverhältnis zum Sponsor oder Prüfer stehen
- Inhaftierte Personen
- Teilnahme an einer anderen Studie

5.5.3 Stichprobengröße

Basierend auf bisher publizierten Daten wurde im Rahmen der Studie für den Hauptzielparameter (Neck Disability Index) eine mittlere Therapieverbesserung von 6 Punkten bei einer Standardabweichung von 7 Punkten angenommen. Daraus ergab sich eine Stichprobengröße von insgesamt 52 Patienten, wobei eine Drop-Out Rate von 10% angenommen wurde. Details sind in Abschnitt 5.8.1 beschrieben.

5.6 Maßnahmen, Behandlungen und deren Zuordnung

Zur Durchführung der Studie werden dem Studienzentrum vom Sponsor vier baugleiche Geräte zur Verfügung gestellt, die gemäß Abschnitt 4.1 gekennzeichnet waren. Zwei der Geräte wurden vor Beginn der Studie funktionsunfähig gemacht (Placebo). Die Prüfprodukte erhielten vor Beginn der Studie durch einen entblindeten, zur Verschwiegenheit verpflichteten Mitarbeiter des Sponsors einen Aufkleber mit einer Kennzeichnung und studienspezifischen Nummer (R-HWS-A bzw. R-HWS-B). Abhängig vom Studienarm werden die Patienten der entsprechenden Gerätenummer zugeordnet. Nach dem Ende der Studie wurden die Geräte vom Sponsor zurückgenommen. Lieferung und Rückgabe wurden im Prüfarztordner dokumentiert.

5.7 Gleichzeitige Medikamentengaben

Grundsätzlich war keine Medikation ausgeschlossen. Änderungen bei der Begleitmedikation wurden während der Studie im CRF erfasst.

5.8 Statistische Analyse

5.8.1 Berechnung der Stichprobengröße

Zur Fallzahlberechnung wurde der Neck Disability Index (NDI) als primärer Zielparameter herangezogen. Dieser weist eine Punktzahl zwischen 0 – 50 auf, was einem Score zwischen 0-100% entspricht. Der NDI hat bei Patienten mit einem HWS-Syndrom erhöhte Werte, die in der Literatur divergierend angegeben werden: Während in der Studie von Cramer et al. (10), die die deutsche Version des NDI validiert haben, der NDI bei 32,75±13,09 Punkten lag, wurde in der Studie von Jorritsma et al. (14) der NDI mit 21,0±6,6 Punkten angegeben. Auch die Besserungen des NDI unter Therapie fielen unterschiedlich aus: Während Jorritsma et al. eine Verbesserung des NDI unter Therapie um 6,0±5,9 Punkte erzielen konnten und hierbei in Subgruppenanalysen Verbesserungen zwischen 3-8 Punkte beobachteten, war das Kollektiv von Vos et al. (15) mit einem Ausgangswert des NDI von 14,37±6,86 deutlich weniger symptomatisch (14, 15).

Diese Zahlen zeigen, dass eine mittlere Therapieverbesserung in einem heterogenen Kollektiv von 6 Punkten mit einer Standardabweichung (SD) von 7 angenommen werden kann. Daraus ergab sich eine Stichprobengröße pro Gruppe von 23 Patienten. Bei Schätzung des Drop-Out von 10% ergab sich somit eine Fallzahl von 52 Patienten.

Als Programm für die Fallzahlberechnung wurde das nQuery Version 8.3 verwendet.

5.8.2 Verfahren der statistischen Analyse

Es erfolgte eine Auswertung des primären Auswertungsdatensatzes auf Basis einer Intent-to-Treat-Analyse.

Die statistischen Auswertungen wurden mit Hilfe von SPSS für Windows in der aktuellen Version (SPSS Inc., U.S.A.) durchgeführt. Die metrischen Variablen werden als Mittelwerte und Mediane dargestellt, während die Streumaße als Standardabweichungen und Quartile angegeben werden. Die kategorisierten bzw. nominalen Daten werden als absolute und relative Häufigkeit berechnet.

Der Fragebogen SF-36 wird entsprechend der standardisierten Vorgaben des Hogrefe-Verlages ausgewertet.

Die metrischen Variablen werden mittels des Kolmogorow-Smirnow-Tests hinsichtlich ihrer Normalverteilung überprüft. Bei den Vergleichen der Stichproben werden daher entsprechend der Verteilungsform statistische Verfahren für normalverteilte Stichproben und nichtparametrische Tests für nicht normalverteilte Stichproben herangezogen.

Beim Vergleich von zwei unabhängigen, normalverteilten Stichproben wird der t-Test verwendet. Dabei wird vorher zur Überprüfung der Homogenität der Varianzen der Levene-Test durchgeführt. Bei nachgewiesener Homogenität der Varianzen wird der Student t-Test durchgeführt, während bei fehlender Gleichheit der Varianzen der Welch-Test als Modifikation des t-Tests angewendet wird. Bei nicht normalverteilten Stichproben wird der Mann-Whitney-U-Test als nicht-parametrisches Verfahren angewendet. Beim Vergleich von mehr als zwei unabhängigen, nicht normalverteilten Stichproben wird der H-Test nach Kruskal und Wallis eingesetzt, während beim Vergleich von mehr als zwei unabhängigen, normalverteilten Stichproben die einfaktorielle ANOVA Anwendung findet. Zwei verbundene, normalverteilte Stichproben werden mittels des t-Tests für gepaarte Stichproben verglichen, dagegen werden zwei verbundene, nicht normalverteilte Stichproben durch den Wilcoxon-Test überprüft. Beim Vergleich von mehr als zwei verbundenen, normalverteilten Stichproben wird das allgemeine lineare Modell mit Messwiederholungen verwendet, während beim Vergleich von mehr als zwei verbundenen, nicht normalverteilten Stichproben der Friedman-Test Anwendung findet. Die kategorisierten Daten dagegen werden mit Hilfe des Chi-Quadrat-Tests bzw. des exakten Tests nach Fisher ausgewertet.

Bei allen durchgeführten Tests erfolgt eine zweiseitige Signifikanzüberprüfung, wobei für alle statistischen Tests ein p-Wert $< 0,05$ als statistisch signifikant angenommen wird.

6 Ergebnisse

6.1 Zeitrahmen der Prüfung

Die Studie wurde zwischen dem 27.05.2019 (Erster Patient eingeschlossen) und dem 11.12.2019 (Letzter Patient beendete die Studie) durchgeführt. Im Vorfeld wurde ein Votum der zuständigen Ethikkommission bei der Landesärztekammer Niedersachsen (Eingereicht: 26.02.2019; Votum 14.03.2019, Amendment eingereicht 26-08-2019; Votum 10.09.2019) eingeholt.

6.2 Verfügbarkeit von Population und Prüfprodukten

Als Studienpopulation für diese Studie wurden entsprechend der Zweckbestimmung des Rayocomp Bioresonanzgeräts Patienten mit einer schmerzhaften Bewegungseinschränkung der Halswirbelsäule, dem sogenannten HWS-Syndrom ausgewählt.

Bei dem Halswirbelsäulensyndrom handelt es sich um ein relativ unspezifisches, aber bei etwa 20% der Bevölkerung auftretendes Beschwerdebild (8, 9). Insofern existierte eine gut beschriebene und ausreichend große Population.

Zur Durchführung der Studie werden dem Studienzentrum vom Sponsor vier baugleiche Geräte zur Verfügung gestellt. Details sind in den Abschnitten 4.1 und 5.6 beschrieben.

6.3 Demographie

6.3.1 Demographische Daten

Insgesamt 17 männliche und 37 weibliche Patienten im Alter zwischen 27 und 84 Jahren wurden in die Studie eingeschlossen. Die Patienten in der Placebo Gruppe waren im Median rund 5 Jahre jünger als die in der Rayocomp Gruppe (p = 0,18). Jeweils 27 Patienten wurden der Aktiven (Behandlung mit dem Rayocomp Bioresonanzgerät), bzw. Placebo Gruppe zugeordnet.

Die demographischen Daten werden nachfolgend tabellarisch zusammengefasst.

Tabelle 2 Patientencharakteristika

Patienten Charakteristika	Placebo (n=27)	Rayocomp (n=27)
Alter (Jahre) [MW±SD (Median)]	57,4±12,7 (58,0)	62,1±12,7 (62,0)
Weibliches Geschlecht [%; n]	70,4%; 19	66,7%; 18
Männliches Geschlecht [%; n]	29,6%; 8	33,3%; 9
Größe [MW±SD (Median)]	172,7±7,5 (173,0)	171,0 ± 9,0 (171,0)
Gewicht [MW±SD (Median)]	77,6±14,1 (73,0)	73,5±14,0 (72,0)
BMI [MW±SD (Median)]	26,0± 3,9 (26,4)	25,0±3,9 (24,5)

Alle Details sind dem statistischen Tabellenwerk, Abschnitte 2.1 und 2.2 zu entnehmen.

Tabelle 3 Raucherstatus

Raucherstatus	Placebo		Rayocomp	
	n	(%)	n	(%)
Nichtraucher (nie geraucht)	17	63,0%	20	74,1%
Ex-Raucher	6	22,2%	6	22,2%
Aktuell Raucher	4	14,8%	1	3,7%

6.3.2 Medical History / Anamnese

Bezüglich der Vorerkrankungen lagen zwischen den beiden Behandlungsgruppen keine Unterschiede vor. Die Ausprägungen sind in Tabelle 4 zusammengefasst und unterschieden sich zwischen den Gruppen nicht.

Tabelle 4 Vorerkrankungen

Vorerkrankungen	Placebo		Rayocomp	
	n	(%)	n	(%)
Diabetes mellitus	0	0,0%	3	11,1%
Kardiovaskuläre Erkrankungen	6	22,2%	7	25,9%
Pulmonale Erkrankungen	2	7,4%	0	0,0%
Nierenerkrankungen	0	0,0%	0	0,0%
Gastrointestinale Erkrankungen	10	37,0%	1	3,7%
Vorangegangene Wirbelsäulenoperationen	4	14,8%	3	11,1%
Andere relevante Erkrankungen	4	14,8%	0	0,0%

Zu Beginn der Studie berichteten die Patienten, dass die Symptome seit mehr als drei Jahren persistierten. Die Dauer war in beiden Gruppen vergleichbar.

Tabelle 5 Dauer der Beschwerden

Dauer der Beschwerden	Placebo (n=27)	Rayocomp (n=27)
Seit wann bestehen die Schmerzen (Wochen) [MW±SD (Median)]	165,1±195,3 (110,0)	180,4±296,8 (60,0)

Die aktuelle Therapie der Patienten ist in der nachfolgenden Tabelle 6 zusammengefasst. Es bestand kein Unterschied zwischen den Gruppen.

Tabelle 6 Schmerzmedikation

Schmerzmedikation	Placebo		Rayocomp	
	n	(%)	n	(%)
WHO I (Nicht-Opioidanalgetika)	18	66,7%	21	77,8%
WHO II (Niederpotente Opioidanalgetika + Nicht-Opioidanalgetika)	2	7,4%	1	3,7%
WHO III (Hochpotente Opioidanalgetika + Nicht-Opioidanalgetika)	0	0,0%	0	0,0%
Sonstige	0	0,0%	0	0,0%

6.4 Verletzungen des Prüfplans

Verletzungen des Prüfplans wurden in den Berichten zum Monitoring der Studie dokumentiert. Schwerwiegende Verletzungen des Prüfplans lagen nicht vor (vgl. Abschnitt 6.5.4). Im Verlauf der Studie wurde der Gesamtzeitraum der Studienteilnahme (10 Behandlungen) auf 20-90 Tage erweitert, da ansonsten logistische Probleme zu einer Vielzahl von Zeitabweichungen geführt hätten (Amendment 1).

6.5 Leistungsanalysen

6.5.1 Hauptzielkriterien

Primäres Studienziel (Wirksamkeit) war die Bewertung von Nackenschmerzen, gemessen mit dem Neck-Disability-Index (NDI), vor und nach Behandlung mit dem Rayocomp Bioresonanzgerät im Vergleich zum Placebo.

Tabelle 7 fasst die Entwicklung des NDI vor und nach der Therapie in den jeweiligen Behandlungsgruppen zusammen.

Tabelle 7 Neck Disability Index vor und nach Behandlung

NDI vor & nach Behandlung	Placebo	Rayocomp
NDI vor [MW±SD (Median)]	42,4±15,7 (42,0), n=27	41,0±10,8 (42,0), n=27
NDI nach [MW±SD (Median)]	41,7±16,3 (38,0), n=23	16,4±2,0 (4,0), n=24

Es zeigte sich keine Veränderung des NDI (Neck-Disability-Index) in der Placebo Gruppe, aber eine signifikante Verbesserung des NDI nach der Behandlung mit dem Rayocomp Bioresonanzgerät ($p<0,001$).

Primärer Hauptzielparameter war die Veränderung des NDI nach Behandlung. Basierend auf den Ergebnissen von Tabelle 7 sind die Unterschiede in Tabelle 8 und Abbildung 1 dargestellt.

Tabelle 8 Hauptzielparameter

NDI vor & nach Behandlung	Placebo	Rayocomp
Differenz NDI [MW±SD (Median)]	0,6±5,4 (0,0)	24,1±9,9 (21,0)
Fallzahl	n=23	n=24
Signifikanz	p < 0,001	

Im Mann-Whitney-U-Test ergab sich ein statistisch signifikanter Unterschied im Hauptzielparameter zugunsten der Bioresonanzbehandlung mit dem Rayocomp zum Placebo.

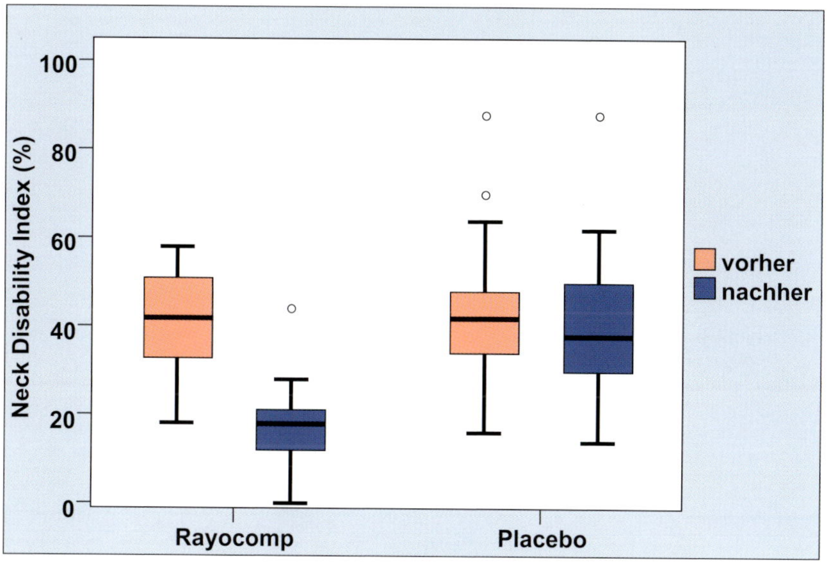

Abbildung 1 Disability Index vor und nach Behandlung

6.5.1.1 Nebenzielkriterien

Nebenzielkriterien waren:

- Visuelle Analog Skala (VAS) vor und nach Behandlung mit dem Rayocomp Bioresonanzgerät sowie die Leistungsfähigkeit im Vergleich zum Placebo
- Lebensqualität, gemessen am SF-36 vor und nach Behandlung mit dem Rayocomp Bioresonanzgerät im Vergleich zum Placebo
- Sicherheit, gemessen an der Inzidenz der unerwünschten Ereignisse

Die Ergebnisse der sekundären Zielparameter sind nachfolgend zusammengefasst.

6.5.1.2 Visuelle Analog Skala (VAS)

Eine vollständige Übersicht zu den einzelnen Ausprägungen der VAS findet sich im statistischen Bericht in Abschnitt 3.1. Als Gesamtergebnis ist nachfolgend in Tabelle 9 die Differenz für jeden Parameter zwischen den Behandlungen dargestellt.

Tabelle 9 VAS vor & nach Behandlung

VAS [MW±SD (Median)]	Placebo	Rayocomp
Nackenschmerzen (vor)	7,0±1,0 (7,0), n=27	6,8±1,4 (7,0), n=27
Nackenschmerzen (nach)	6,7±1,1 (7,0), n=23	3,0±1,1 (3,0), n=24
Kopfschmerzen (vor)	5,1±2,9 (6,0), n=27	5,6±2,8 (6,0), n=27
Kopfschmerzen (nach)	5,0±2,8 (6,0), n=23	5,6±1,8 (2,5), n-24

VAS [MW±SD (Median)]	Placebo	Rayocomp
Rückenschmerzen (vor) Rückenschmerzen (nach)	5,5±2,4 (6,0), n=27 5,1±2,4 (6,0), n=23	5,8±2,5 (6,0), n=27 2,3±1,4 (2,0), n=24
Schulterschmerzen (vor) Schulterschmerzen (nach)	6,7±1,8 (7,0), n=27 6,6±1,9 (7,0), n=23	6,7±1,9 (7,0), n=27 3,0±1,7 (3,0), n=24
HWS Verspannungen (vor) HWS Verspannungen (nach)	7,7±1,4 (8,0), n=27 7,3±1,5 (7,0), n=23	7,6±1,2 (8,0), n=27 3,8±1,6 (4,0), n=24

Die unterschiedliche Entwicklung in beiden Behandlungsgruppen ist in Abbildung 2 und Abbildung 3 dargestellt.

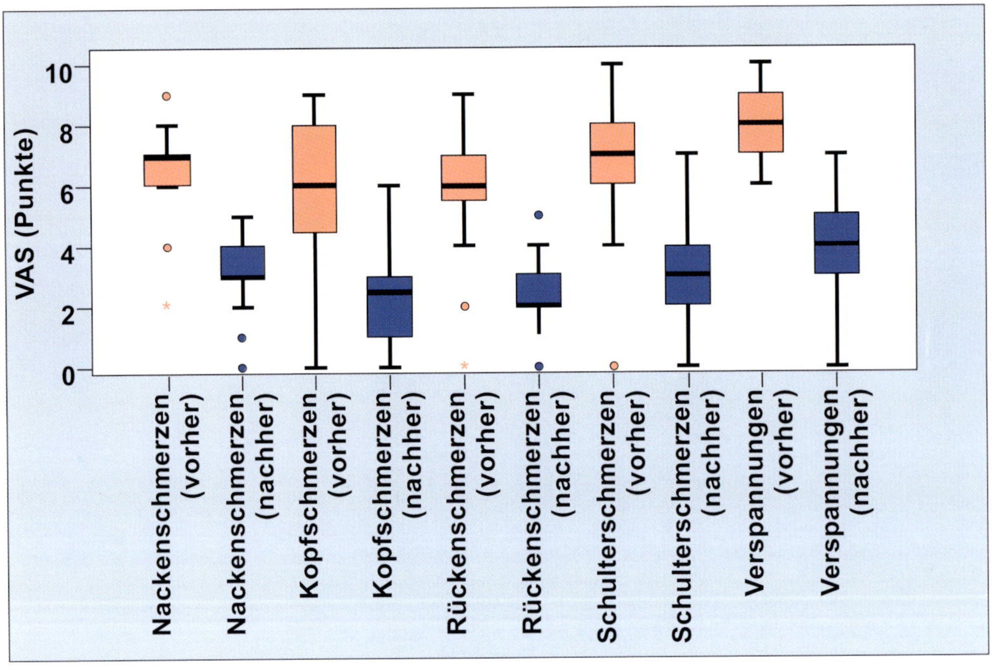

Abbildung 2 VAS vor und nach Behandlung (mit dem Rayocomp Bioresonanzgerät)

Bei Nackenschmerzen, Kopfschmerzen, Rückenschmerzen, Schulterschmerzen und Verspannungen wurde unter Placebo-Behandlung keine signifikante Verbesserung erzielt, während unter der Behandlung mit dem Rayocomp Bioresonanzgerät alle Parameter signifikante Verbesserungen (p<0,001) zeigten (Abbildung 3, Tabelle 10).

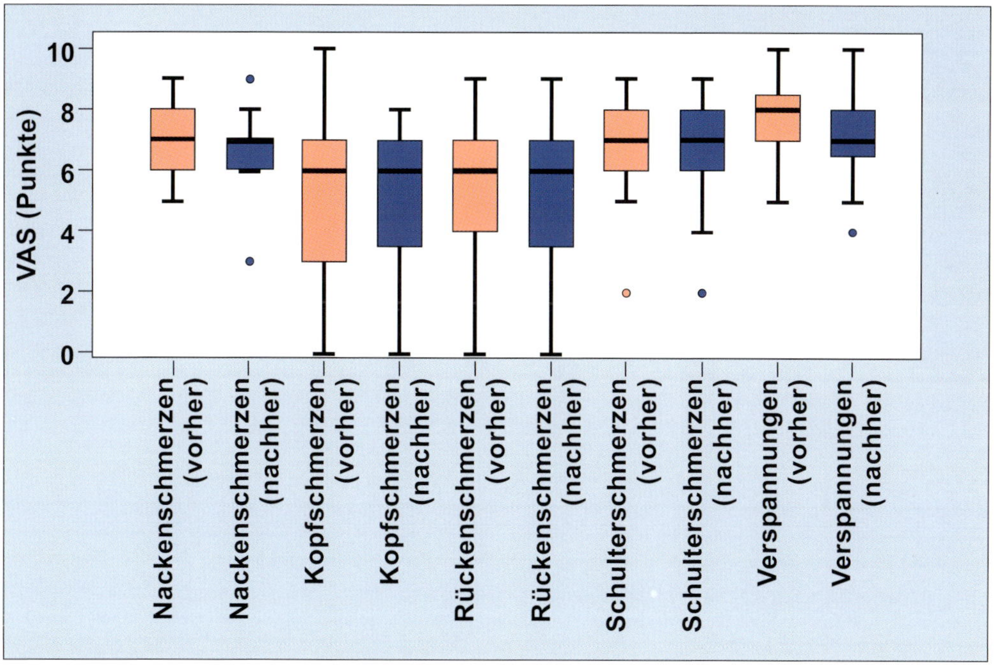

Abbildung 3 VAS vor und nach Behandlung (Placebo)

Tabelle 10 Differenz der VAS vor und nach Behandlung

VAS vor & nach Behandlung	Placebo	Rayocomp
Nackenschmerzen	-0,2±1,0 (0,0), n=23	-3,7±1,5 (-4,0), n=24
Kopfschmerzen	0,1±1,0 (0,0), n=23	-3,0±2,1 (-3,0), n=24
Rückenschmerzen	0,0±0,8 (0,0), n=23	-3,5±2,0 (-4,0), n=24
Schulterschmerzen	0,0±1,2 (0,0), n=23	3,8±1,6 (4,0), n=21
Verspannungen HWS	-0,4±0,9 (0,0), n=23	-3,9±1,3 (-4,0), n=24
Signifikanz	**p < 0,001**	

Die Differenzen sind graphisch in Abbildung 4 dargestellt.

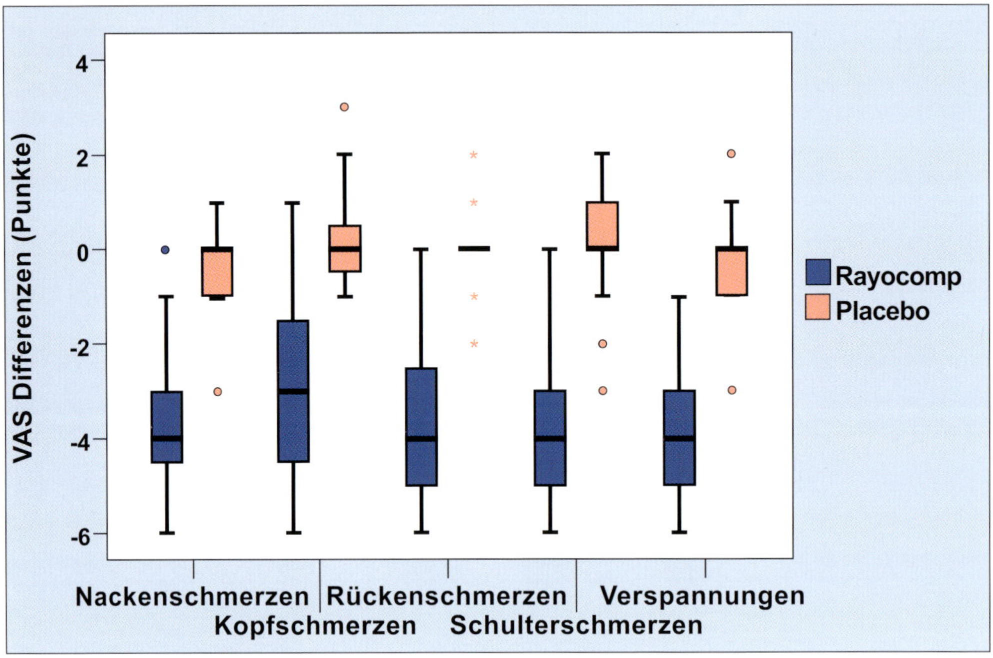

Abbildung 4 VAS Differenzen vor und nach Behandlung

6.5.1.3 Leistungsfähigkeit

Die Leistungsfähigkeit im Sinne der Beeinflussung körperlicher Aktivitäten wurde ebenfalls in Form einer VAS vor und nach der Behandlung erfasst.

Die Ergebnisse sind nachfolgend in Tabelle 11 und den korrespondierenden Abbildungen (Abbildung 5 und Abbildung 6) zusammengefasst.

Tabelle 11 Leistungsfähigkeit vor und nach Behandlung

VAS [MW±SD (Median)]	Placebo	Rayocomp
Sport (vor)	4,2±2,0 (4,0), n=25	4,4±1,9 (4,0), n=26
Sport (nach)	4,1±2,0 (4,0), n=21	7,2±1,3 (7,0), n=23
Wandern (vor)	5,9±2,8 (6,0), n=25	6,3±2,3 (6,0), n=24
Wandern (nach)	5,5±2,8 (5,0), n=21	7,7±1,4 (7,0), n=21
Hausarbeit (vor)	4,6±1,8 (4,0), n=27	4,8±2,2 (4,5), n=26
Hausarbeit (nach)	4,3±1,5 (4,0), n=23	7,2±1,4 (7,0), n=23
Gartenarbeit (vor)	4,1±1,4 (4,0), n=25	4,3±1,5 (4,0), n=24
Gartenarbeit (nach)	3,8±1,4 (4,0), n=21	7,1±1,2 (7,0), n=21

VAS [MW±SD (Median)]	Placebo	Rayocomp
Schwimmen (vor)	4,9±3,0 (4,0), n=19	4,1±2,0 (4,0), n=18
Schwimmen (nach)	4,6±2,6 (4,0), n=16	6,9±1,7 (7,5), n=16
Fahrradfahren (vor)	5,2±2,4 (5,5), n=20	6,3±2,6 (6,5), n=24
Fahrradfahren (nach)	4,9±2,8 (4,0), n=16	8,1±1,5 (8,0), n=21
Alltag (vor)	4,8±1,9 (5,0), n=27	5,6±2,0 (5,0), n=27
Alltag (nach)	4,4±1,9 (4,0), n=23	8,2±1,1 (8,0), n=24
Berufsunfähigkeit (vor)	4,0±2,3 (3,0), n=19	5,7±2,1 (6,0), n=15
Berufsunfähigkeit (nach)	3,5±2,2 (4,0), n=16	8,2±1,2 (8,0), n=14
Gesellschaftl. Aktivitäten (vor)	5,7±2,6 (6,0), n=26	6,8±1,9 (7,0), n=22
Gesellschaftl. Aktivitäten (nach)	5,0±2,5 (5,0), n=22	8,7±1,1 (9,0), n=20

Bezüglich der körperlichen Leistungsfähigkeit wurde unter Placebo-Behandlung keine signifikante Verbesserung erzielt, während unter der Behandlung mit dem Rayocomp Bioresonanzgerät alle Parameter signifikante Verbesserungen ($p<0,001$) zeigten (Tabelle 11). Die Differenzen (alle $p < 0,001$) sind in Tabelle 12 zusammengefasst und in Abbildung 7 graphisch dargestellt.

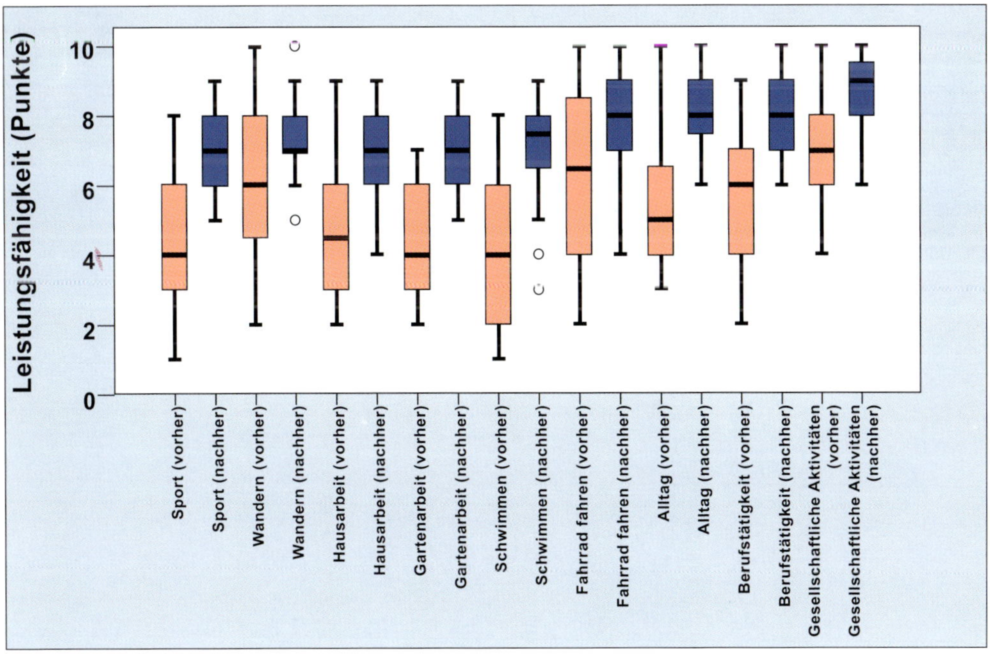

Abbildung 5 Leistungsfähigkeit vor und nach Behandlung (Rayocomp)

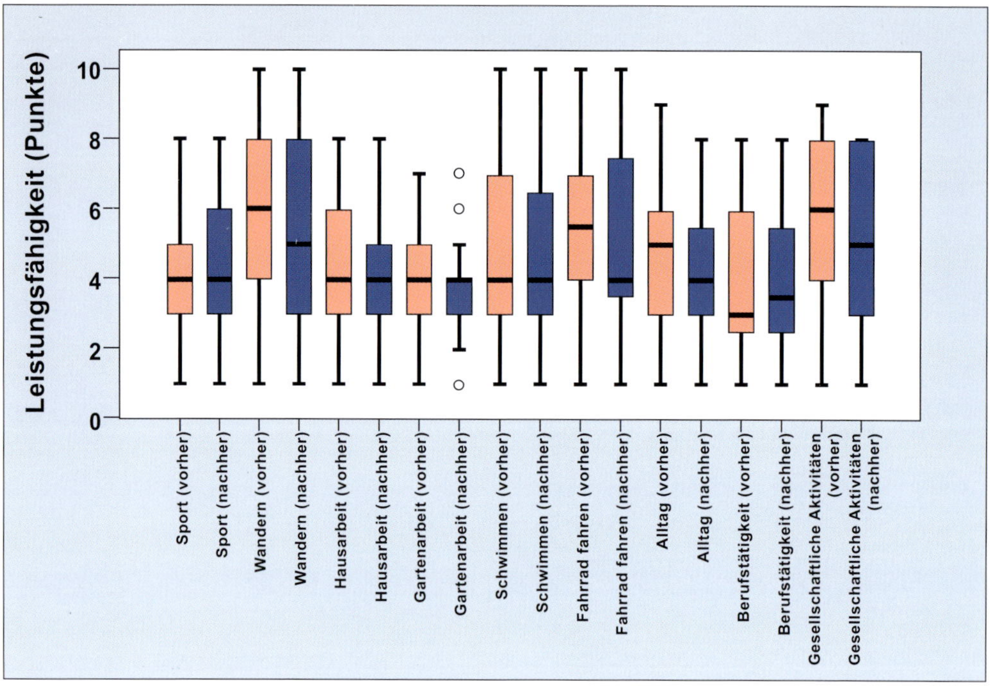

Abbildung 6 Leistungsfähigkeit vor und nach Behandlung (Placebo)

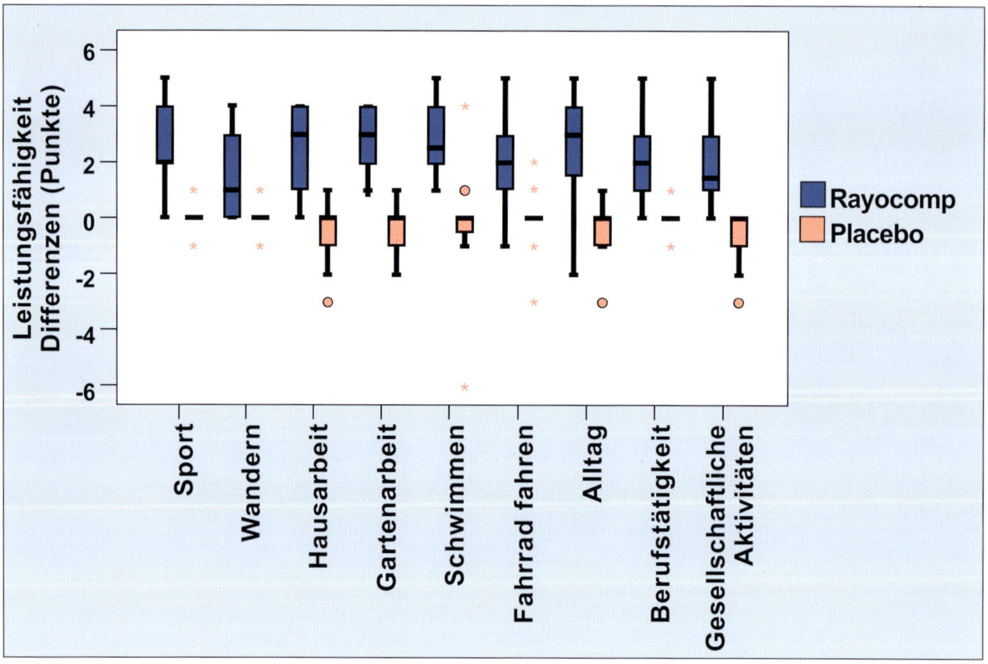

Abbildung 7 Leistungsfähigkeit Differenzen vor und nach Behandlung

Tabelle 12 Differenzen der Bewertung der Leistungsfähigkeit

Leistungsfähigkeit [MW±SD (Median)]	Placebo	Rayocomp
Sport	-0,1±0,5 (0,0), n=21	1,6±1,4 (1,0), n=21
Wandern	-0,1±0,4 (0,0), n=21	4,5±1,4 (3,0), n=23
Hausarbeit	-0,2±1,0 (0,0), n=23	2,9±1,1 (3,0), n=21
Gartenarbeit	-0,4±0,8 (0,0), n=21	2,8±1,3 (4,0), n=16
Schwimmen	-0,2±1,9 (0,0), n=16	1,9±1,5 (2,0), n=21
Fahrradfahren	0,0±1,1 (0,0), n=16	2,5±1,7 (3,0), n=24
Alltag	-0,3±1,0 (0,0), n=23	2,4±2,0 (2,0), n=14
Berufsunfähigkeit	0,0±0,5 (2,0), n=16	1,9±1,4 (1,5), n=20
Gesellschaftliche Aktivitäten	-0,5±0,8 (0,0), n=22	1,6±1,4 (1,0), n=21
Signifikanz	**p < 0,001**	

6.5.1.4 Lebensqualität (SF36)

Der SF-36 ist ein krankheitsübergreifendes Messinstrument zur Erfassung der gesundheitsbezogenen Lebensqualität von Patienten. Er besteht aus 36 Items und erfasst acht (8) Dimensionen der subjektiven Gesundheit, und zwar: Körperliche Funktionsfähigkeit, Körperliche Rollenfunktion, Körperliche Schmerzen, Allgemeine Gesundheitswahrnehmung, Vitalität, Soziale Funktionsfähigkeit, Emotionale Rollenfunktion und Psychisches Wohlbefinden, die sich den Grunddimensionen Körperliche und Psychische Gesundheit zuordnen lassen.

Tabelle 13 SF-36 Zusammenfassung

SF-36 [MW±SD (Median)]	Placebo	Rayocomp
Gesundheitsveränderung (vor)	3,3±0,4 (3,0), n=27	3,0±0,8 (3,0), n=27
Gesundheitsveränderung (nach)	3,2±0,5 (3,0), n=23	1,9±0,7 (2,0), n=24
Körperl. Funktionsfähigkeit (vor)	73,3±14,7 (75,0), n=27	64,3±24,4 (70,0), n=27
Körperl. Funktionsfähigkeit (nach)	70,0±16,2 (70,0), n=23	83,5±13,1 (85,0), n=24
Körperl. Rollenfunktion (vor)	39,8±36,2 (25,0), n=27	34,3±34,8 (25,0), n=27
Körperl. Rollenfunktion (nach)	42,4±37,3 (50,0), n=23	81,3±33,2 (100,0), n=24
Körperl. Schmerzen (vor)	35,9±11,7 (32,0), n=27	33,9±14,3 (31,0), n=27
Körperl. Schmerzen (nach)	34,8±12,5 (32,0), n=23	58,7±16,7 (62,0), n=24

SF-36 [MW±SD (Median)]	Placebo	Rayocomp
Gesundheitswahrnehmung (vor)	50,2±21,0 (47,0), n=27	51,3±15,0 (55,0), n=27
Gesundheitswahrnehmung (nach)	47,6±18,8 (47,0), n=23	61,8±13,8 (64,5), n=24
Vitalität (vor)	45,7±17,2 (45,0), n=27	45,2±12,0 (45,0), n=27
Vitalität (nach)	44,6±40,0 (40,0), n=23	62,7±11,9 (65,0), n=24
Soziale Funktionsfähigkeit (vor)	78,7±18,9 (75,0), n=27	78,7±18,3 (75,0), n=27
Soziale Funktionsfähigkeit (nach)	77,2±19,5 (75,0), n=23	92,2±15,1 (100,0), n=24
Emotionale Rollenfunktion (vor)	76,5±36,8 (100,0), n=27	61,7±46,9 (100,0), n=27
Emotionale Rollenfunktion (nach)	76,8±39,5 (100,0), n=23	86,1±33,9 (100,0), n=24
Psychisches Wohlbefinden (vor)	66,7±17,3 (72,0), n=27	64,1±14,1 (68,0), n=27
Psychisches Wohlbefinden (nach)	65,5±15,5 (68,0), n=23	75,3±11,8 (76,0), n=24
Körperliche Summenskala (vor)	36,7±6,8 (35,6), n=27	35,4±8,4 (34,2), n=27
Körperliche Summenskala (nach)	36,1±7,2 (35,2), n=23	45,9±5,5 (46,6), n=24
Psychische Summenskala (vor)	49,3±10,4 (50,2), n=27	47,8±10,1 (50,8), n=27
Psychische Summenskala (nach)	48,7±9,9 (50,5), n=23	52,9±7,4 (55,6), n=24

Eine vollständige Übersicht zu den einzelnen Ausprägungen des SF-36 findet sich im statistischen Bericht in den Abschnitten 6 und 7.

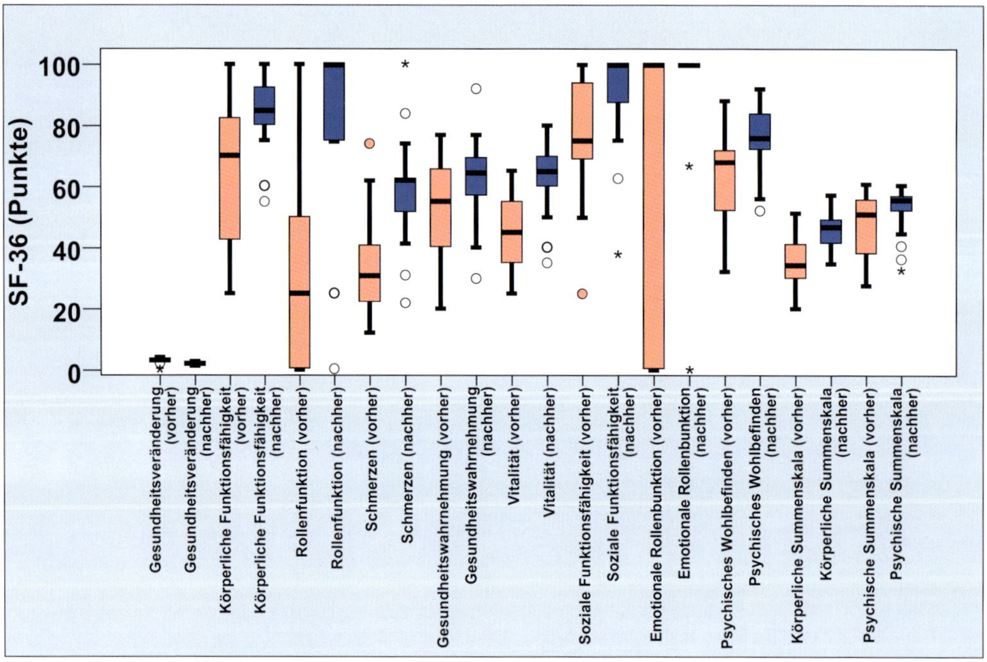

Abbildung 8 SF-36 vor und nach Behandlung (Rayocomp)

Das Gesamtergebnis ist in Tabelle 14 sowie in den korrespondierenden Abbildungen (Abbildung 8 und Abbildung 9) zusammengefasst.

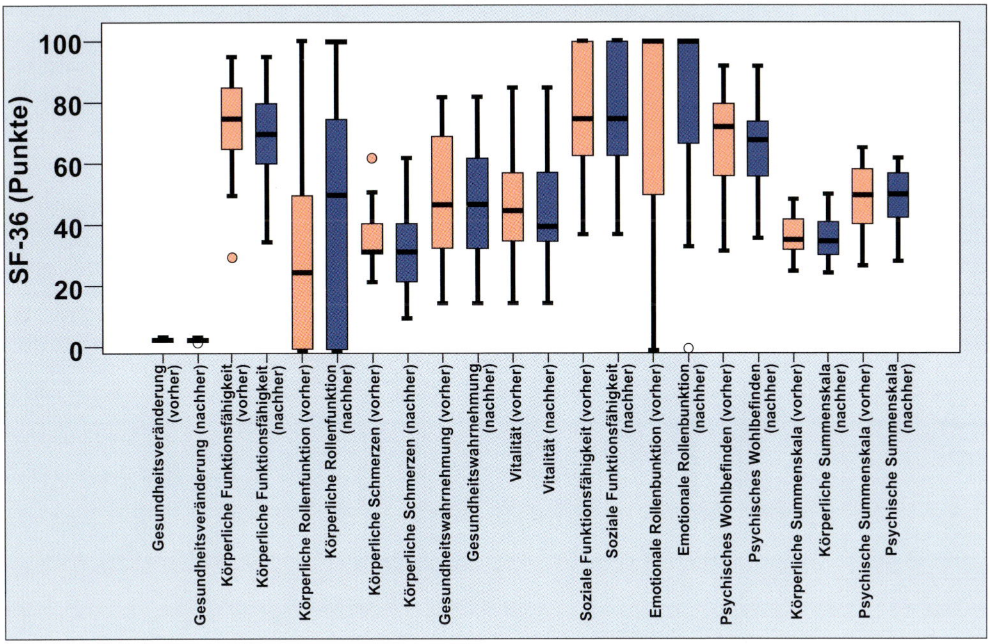

Abbildung 9 SF-36 vor und nach Behandlung (Placebo)

Bezüglich der SF-36 Parameter Körperliche Funktionsfähigkeit, Körperliche Rollenfunktion, Körperliche Schmerzen, Allgemeine Gesundheitswahrnehmung, Vitalität, Soziale Funktionsfähigkeit, Emotionale Rollenfunktion und Psychisches Wohlbefinden wurde unter Placebo-Behandlung keine signifikante Verbesserung erzielt, während unter der Behandlung mit dem Rayocomp Bioresonanzgerät alle Parameter signifikante Verbesserungen ($p<0{,}001$) zeigten. Die Differenzen (alle $p < 0{,}05$) sind in Tabelle 14 zusammengefasst und in Abbildung 10 graphisch dargestellt.

Tabelle 14 SF-36 Differenzen nach Behandlung

SF-36 [MW±SD (Median)]	Placebo	Rayocomp
Gesundheitsveränderung	-0,1±0,6 (0,0), n=23	-1,2±0,7(,1,0), n=24
Körperl. Funktionsfähigkeit	-3,3±6,1 (0,0), n=23	21,0±17,2 (17,5), n=24
Körperl. Rollenfunktion	0,0±13,1 (0,0), n=23	45,8±38,1 (50,0), n=24
Körperl. Schmerzen	-1,0±10,6 (0,0), n=23	27,0±17,3 (30,0), n=24
Gesundheitswahrnehmung	0,0±3,5 (0,0), n=23	11,0±11,5 (7,0), n=24
Vitalität	0,9±0,1 (0,0), n=23	17,3±10,5 (15,0), n=24

SF-36 [MW±SD (Median)]	Placebo	Rayocomp
Soziale Funktionsfähigkeit	-0,5±4,6 (0,0), n=23	14,1±12,4 (12,5), n=24
Emotionale Rollenfunktion	0,0±10,1 (0,0), n=23	23,6±43,4 (0,0), n=24
Psychisches Wohlbefinden	-1,7±5,4 (0,0), n=23	11,7±10,0 (8,0), n=24
Körperliche Summenskala	-0,5±6,6 (-0,8), n=23	11,1±7,8 (12,6), n=24
Psychische Summenskala	-0,3±3,2 (0,0), n=23	4,9±6,4 (2,8), n=24
Signifikanz	**P < 0,05**	

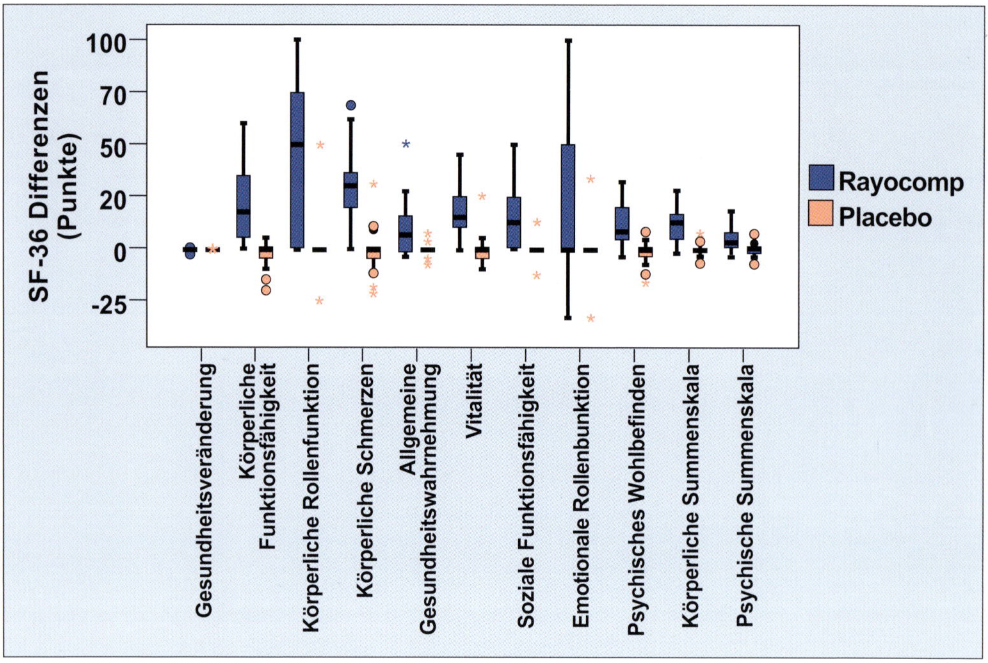

Abbildung 10 SF-36 Differenzen vor und nach Behandlung

6.5.1.5 Zufriedenheit mit der Therapie

Insgesamt zeigte sich ein deutlicher Unterschied im Hinblick auf die Frage, ob ein Patient die Therapie weiterempfehlen würde. Alle Patienten der Rayocomp Gruppe bejahten dies, während dies nur rund ein Viertel der Patienten in der Placebo Gruppe taten. Die Ergebnisse sind in Tabelle 15 zusammengefasst.

Tabelle 15 Weiterempfehlung der Therapie

Bewertung der Therapie	Placebo		Rayocomp	
	n	(%)	n	(%)
Weiterempfehlung der Therapie	6	26,1%	24	100,0%
Keine Weiterempfehlung der Therapie	17	73,9%	0	0,0%

6.5.1.6 Unerwünschte Ereignisse

Insgesamt berichteten lediglich drei (3) der 52 Patientendurchführten, über insgesamt 10 unerwünschte Ereignisse (UE) auf. Die Ergebnisse sind nachfolgend in Tabelle 16 zusammengefasst.

Tabelle 16 Unerwünschte Ereignisse

Patient ID	Besuch Nr.	Beschreibung des UEs	Gruppe
FIW123	2	Tachykardie	Rayocomp
FIW123	3	Leichte Unruhe	Rayocomp
FIW123	4	Herzklopfen	Rayocomp
PIA518	1	Empfindungsstörungen in den Händen, Unwohlsein im Abdomen, Druckgefühl im Kopf, Ziehen im Nackenbereich	Rayocomp
PIA518	3	Krampf im rechten Fuß, Unwohlsein Abdomen	Rayocomp
PIA518	4	Rumoren im Bauch	Rayocomp
YXI570	1	Stechen in Schultern und Nacken, Gähnen, Zucken linkes Auge, Zahnpieken „Energiestrom"	Placebo
YXI570	6	Ziehen in den Schultern	Placebo
YXI570	7	Sodbrennen	Placebo
YXI570	9	Weinkrampf (bei Schmerzlinderung)	Placebo

Es bestand jeweils kein Produktproblem, ebenfalls bestand kein Zusammenhang mit dem Prüfprodukt. Es waren keine weiteren Maßnahmen erforderlich und die Patienten erholten sich jeweils vollständig. Der Schweregrad aller AEs war jeweils geringfügig. Eine detaillierte Aufstellung findet sich im statistischen Bericht im Abschnitt 8.

Schwerwiegende unerwünschte Ereignisse traten nicht auf.

6.5.2 Produktmängel

Es wurden in der Studie keine Produktmängel berichtet.

6.5.3 Analysen

Die statistischen Analysen wurden in einem statistischen Bericht zusammengestellt, der diesem Bericht als Anlage beigefügt wird.

6.5.4 Verwendbarkeit der Daten

Schwerwiegende Abweichungen vom Prüfplan lagen nicht vor, ebenso wurden keine Screening-Failures berichtet. Leichte Abweichungen vom Zeitplan traten häufiger auf, z. B. wegen Urlaub etc. Solche sollten durch ein Amendment reduziert werden (vgl. Abschnitt 6.4). Im Verlauf der Studie kam es zu sieben vorzeitigen Abbrüchen. 47 Patienten haben die Studie regulär beendet. Es wurde von Sponsor mit dem Prüfarzt entschieden, aufgrund der 7 Drop-Outs zwei zusätzliche Patienten einzuschließen, weswegen insgesamt 54 Patienten rekrutiert wurden. Alle Studiendaten waren adäquat als Quelldaten dokumentiert.

Das Zentrum wurde regelmäßig monitoriert. Monitoringbesuche fanden statt am:
Initiierungsbesuch: 22.05.2019
Routinebesuche (n=5): 10.07.2019, 20.08.2019, 21.08.2019, 22.10.2019, 23.10.2019
Abschlussbesuch: 18.12.2019

Zusätzlich fand prüfplangemäß ein Online-Monitoring der Daten statt.
Audits oder Inspektionen fanden nicht statt.

7 Diskussion und Schlussfolgerungen

Die weite, weltweite Anwendung und Akzeptanz der Bioresonanztherapie basiert vielfach auf den Erfahrungen der praktisch-naturwissenschaftlichen Heilpraktiker (20). Demnach zeigen sich die besten therapeutischen Erfolge u. a. bei der Behandlung von:

- Allergien und Unverträglichkeiten
- Psychosomatische Erkrankungen
- Stoffwechselstörungen
- Akute und chronische Schmerzen inkl. Erkrankungen des rheumatische Formenkreises

Dazu liegen auch verschiedene klinische Studien an Menschen vor, allerdings ist die Erklärung der therapeutischen Wirkung spekulativ. Die postulierten physikalischen Grundlagen sind nicht belegt. In kontrollierten Studien konnte therapeutisch keine Wirksamkeit nachgewiesen werden, weswegen das Verfahren auch schulmedizinisch nicht anerkannt ist (18,19,20).

Die Schweizerische Gesellschaft für Allergologie und Immunologie (18) warnt sogar Ärzte und Patienten vor dem Einsatz dieses Verfahrens, das in den USA seit 1986 verboten ist und in Deutschland seit Mitte der 1990er Jahre nicht mehr von den Krankenkassen erstattet wird.

Die vorgestellten Literaturstellen (18,19,20) beziehen sich jedoch nicht auf die durch die Rayonex Biomedical GmbH hergestellten Bioresonanzgeräte. Ziel der hier berichteten Studie war es deshalb, Daten zur Leistungsfähigkeit und Sicherheit des Rayocomp Bioresonanzgeräts bei der Verwendung im Rahmen seiner Zweckbestimmung zu sammeln. Primäres Ziel war es, die Wirksamkeit zu bewerten, wozu der Neck Disability Index (NDI) herangezogen wurde. Zur Bewertung der Sicherheit wurden unerwünschte Ereignisse erfasst.

Die Studienpopulation bestand aus 52 Patienten mit mindestens mittelgradigen Schmerzen im HWS-Bereich.

Primärer Hauptzielparameter war die Veränderung des NDI nach Behandlung. Basierend auf den Ergebnissen von Tabelle 7 sind die Unterschiede in Tabelle 8 und Abbildung 1 dargestellt.

	Placebo (n=23)	**Rayocomp[2] (n=24)**
Differenz NDI [MW±SD (Median)]	0,6±5,4 (0,0)	24,1±9,9 (21,0)
Signifikanz	**$p < 0{,}001$**	

Im Mann-Whitney-U-Test ergab sich ein statistisch signifikanter Unterschied im Hauptzielparameter zugunsten der Bioresonanztherapie nach Paul Schmidt.

Alle Nebenzielkriterien untermauerten dieses Ergebnis. Sowohl für die visuelle Analogskala zur Schmerzausprägung als auch die Leistungsfähigkeit und die Lebensqualität (SF-36) wurde signifikante Unterschiede zugunsten der Bioresonanztherapie nach Paul Schmidt beobachtet.

Insgesamt berichteten lediglich drei (3) der 52 Patienten über insgesamt 10 unerwünschte Ereignisse. Es bestand jeweils kein Produktproblem, ebenfalls bestand kein Zusammenhang mit dem Prüfprodukt. Es waren keine weiteren Maßnahmen erforderlich.

Mit dem Rayocomp PS 1000 polar 4.0 Bioresonanzgerät wurden signifikante Verbesserungen aller objektiven und subjektiven Parameter der Studie im Vergleich zu einem Placebo-Gerät erzielt.

Die besondere Bedeutung dieser Studie ergibt sich aus dem gewählten doppelblinden Design mit einem Placebo-Gerät als Vergleichsprodukt.

7.1 Sicherheit, Leistungsfähigkeit und alle anderen Endpunkte

Basierend auf den Ergebnissen dieser klinischen Studie und basierend auf der Gebrauchsanweisung wurden in dieser klinischen Studie keine nachteiligen Auswirkungen festgestellt, die das Risikoprofil des Rayocomp PS 1000 polar 4.0 Bioresonanzgerät verändern könnten. Insgesamt konnte das günstige Sicherheitsprofil des Rayocomp PS 1000 polar 4.0 Bioresonanzgeräts bestätigt werden. Das Gerät erwies sich als sicher, wenn es gemäß der Gebrauchsanweisung angewendet wurde.

2 Behandlung mit dem Rayocomp PS 1000 polar 4.0

7.2 Risiko und Nutzen

Mit dem Rayocomp PS 1000 polar 4.0 Bioresonanzgerät wurden signifikante Verbesserungen der objektiven und subjektiven Parameter der Studie erzielt. Es konnte bestätigt werden, dass das Rayocomp PS 1000 polar 4.0 Bioresonanzgerät ein sicheres Gerät ist. Das Nutzen-Risiko-Verhältnis für das Rayocomp PS 1000 polar 4.0 Bioresonanzgerät ist insgesamt positiv.

7.3 Klinische Relevanz und Bedeutung der Daten im Vergleich zu anderen vorliegenden Informationen

Das Rayocomp PS 1000 polar 4.0 Bioresonanzgerät ist ein zertifiziertes / zugelassenes Medizinprodukt, das auf dem Markt erhältlich ist. Diese Studie hat die Wirksamkeit, Sicherheit und Verträglichkeit der Behandlung bestätigt.

Mit dieser Behandlung wurden sowohl bei den primären als auch bei den sekundären Wirksamkeitsvariablen signifikante Verbesserungen gegenüber dem Ausgangswert erzielt.

7.4 Auswirkungen auf die Durchführung zukünftiger klinischer Untersuchungen

Die Bioresonanztherapie ist eine weit verbreitete Behandlungsmethode in der Naturheilkunde. Die Behandlungseffekte basieren im Wesentlichen auf den Erfahrungen der praktisch-naturwissenschaftlichen Heilpraktiker. Diese Studie stützt diese Entdeckungen. Es fehlen jedoch immer noch Beweise für den Wirkmecha¬nismus, der eine der Einschränkungen der Bioresonanztherapie darstellt.

7.5 Begrenzung der Aussagen der Prüfung

Ein Wirksamkeitsnachweis auf der Grundlage der im Vorhinein geplanten primären Analyse des primären Endpunkts konnte erzielt werden. Darüber hinaus konnte durch inaktivierte Geräte (Placebo) ein doppelblindes Design realisiert werden.

8 Abkürzungen und Definitionen

CE *Communautés Europées*

CRO *Clinical Research Organisation*

EK *Ethikkommission*

GCP *Good Clinical Practise*

HWS-Syndrom *Halswirbelsäulen-Syndrom, Halswirbelsäulen-Syndrom*

ICH *International Council for Harmonisation*

ISO *International Standards Organization*

MPG *Medizinproduktegesetz*

NDI *Neck Disability Index*

Rayocomp *Rayocomp PS 1000 polar 4.0*
SD *Standardabweichung*
SF-36 *Fragebogen zum Gesundheitszustand*
Sham *Placebo Medizinprodukt*
UE *Unerwünschtes Ereigniss*
VAS *Visuelle Analog Skala, Visuelle Analog Skala*

9 Ethische Gesichtspunkte

Die Studie erfolgt unter Beachtung folgender Gesetze, Normen und Verordnungen:

- Die klinische Prüfung wurde in Übereinstimmung mit der Deklaration von Helsinki in der aktuellen Fassung und unter Beachtung der Anforderungen der „Guten Klinischen Praxis" nach DIN EN ISO 14 155 bzw. ICH-GCP durchgeführt.
- Berufsordnung der entsprechenden Landesärztekammer des Prüfzentrums
- Bundesdatenschutzgesetz und die Landesdatenschutzgesetze, die für das beteiligte Prüfzentrum gelten
- Vor Beginn der klinischen Prüfung wurde ein schriftliches Votum zum Protokoll eingeholt. Erst nach Erhalt des positiven Votums der für die beteiligten Zentren jeweils zuständigen Ethikkommissionen wird mit der klinischen Prüfung begonnen werden.
- Die Studie wurde auf der Basis des MPG §23b durchgeführt, weswegen keine Zustimmung der Bundesoberbehörde erforderlich war.

10 Verwaltungsstruktur der Prüfung

10.1 Organisation der Prüfung

Die Studie wurde initiiert und gesponsert durch die Rayonex Biomedical GmbH, Sauerland-Pyramiden 1, 57368 Lennestadt.

Als CRO war die Firma CRO Dr. med. Kottmann GmbH & Co. KG für das Datenmanagement, die Statistik sowie das Projektmanagement und das Monitoring verantwortlich.

Zusätzlich übernahm die CRO Dr. med. Kottmann GmbH & Co. KG auch regulatorische Aufgaben im Sinne der Einreichung der Studienunterlagen bei der Ethikkommission und der Bundesoberbehörde.

10.2 Prüfer

Leitender Prüfarzt war:

Dr. med. Axel Schußmann
Zur Ohe 2
21406 Melbeck
Telefon: +49 (0) 4134 900-313
Telefax: +49 (0) 4134 900-483

Temporär wurde der durchführende Prüfarzt durch Dr. Jesko Matthes und Frau Frederike Reimann vertreten.

11 Literatur

1. Heimes, D. Bioresonanz nach Paul Schmidt: Einführung, Geräte, Anwendung. Spurbuchverlag, 2015
2. Dartsch, P. In vitro-Untersuchungen zur Aktivierung des Zellstoffwechsels bei organspezifischen Zellkulturen. Dartsch Scientific Institut für zellbiologische Testsysteme, 2014
3. Wetzel, C., F. Markert. Untersuchungen zur Wirkung der Bioresonanztherapie auf Zellkulturen. Fraunhofer Institut für Elektronenstrahl- und Plasmatechnik, 2012.
4. Breier, G., Fallstudien zum Rayocomp 1000 polar, Köln 1993
5. Schußmann, A. 2006. Fallstudie von 31 Anwendungen der Bioresonanz-Therapie nach Paul Schmidt. Deutsch-Evern
6. Schußmann, A., and K. Schußmann. 2011. Fallstudie von 30 Anwendungen der Bioresonanz-Therapie nach Paul Schmidt zur Behandlung von Schmerzen. Melbeck.
7. Vieth, T. Einzelfallbeschreibungen am Klinikum Chemnitz. Chemnitz, 2018
8. Carroll, L.J., S. Hogg-Johnson, G. van der Velde, S. Haldeman, L.W. Holm, E.J. Carragee, E.L. Hurwitz, P. Cote, M. Nordin, P.M. Peloso, J. Guzman, J.D. Cassidy, Bone, P. Joint Decade, Task Force on Neck, and its Associated Course and prognostic factors for neck pain in the general population: results of the Bone and Joint Decade 2000-2010 Task Force on Neck Pain and Its Associated Disorders. Spine (Phila Pa 1976). 33:S75-82, 2008
9. Wermeling, M., M. Scherer, and W. Himmel. GPs' experiences of managing non-specific neck pain--a qualitative study. Fam Pract. 28:300-306, 2011
10. Cramer, H., R. Lauche, J. Langhorst, G.J. Dobos, and A. Michalsen. Validation of the German version of the Neck Disability Index (NDI). BMC Musculoskelet Disord. 15:91, 2014
11. Bonica, J.J. Evolution and current status of pain programs. J Pain Symptom Manage. 5:368-374. Breier, G. 1993. Fallstudien zum Rayocomp PS 1000 polar. Köln, 1990
12. Bau, J.G., T. Chia, S.H. Wei, Y.H. Li, and F.C. Kuo. Correlations of Neck/Shoulder Perfusion Characteristics and Pain Symptoms of the Female Office Workers with Sedentary Lifestyle. PLoS One. 12:e0169318, 2017
13. Guzman, J., S. Haldeman, L.J. Carroll, E.J. Carragee, E.L. Hurwitz, P. Peloso, M. Nordin, J.D. Cassidy, L.W. Holm, P. Cote, G. van der Velde, and S. Hogg-Johnson. Clinical practice implications of the Bone and Joint Decade 2000-2010 Task Force on Neck Pain and Its Associated Disorders: from concepts and findings to recommendations. J Manipulative Physiol Ther. 32:S227-243, 2009
14. Jorritsma, W., P.U. Dijkstra, G.E. de Vries, J.H. Geertzen, and M.F. Reneman. Detecting relevant changes and responsiveness of Neck Pain and Disability Scale and Neck Disability Index. Eur Spine J. 21:2550-2557, 2012

15. Vos, C.J., A.P. Verhagen, and B.W. Koes. Reliability and responsiveness of the Dutch version of the Neck Disability Index in patients with acute neck pain in general practice. Eur Spine J. 15:1729-1736, 2006
16. Bjorklund, M., B. Wiitavaara, and M. Heiden. Responsiveness and minimal important change for the ProFitMap-neck questionnaire and the Neck Disability Index in women with neck-shoulder pain. Qual Life Res. 26:161-170, 2017
17. Rayonex. Rayocomp PS 1000 polar 4.0, Gebrauchsanweisung. Rayonex Biomedical GmbH. 50 pp, 2019
18. Wüthrich, B. et al. Bioresonanz: diagnostischer und therapeutischer Unsinn. Akt Dermatol 2006; 32: 73±77
19. Federspiel, K. Bioresonanz-Therapie. Gesellschaft zur wissenschaftlichen Untersuchung von Parawissenschaften e. V. https://www.gwup.org/infos/themen/77-komplementaer-und-alternativmedizin-cam/843-bioresonanz-therapie Stand: 05.02.2020
20. Galle, M. Bioresonance Therapy – a complementary medical method. Institute for Biophysical Medicine, Idar-Oberstein, 2009. http://rayoo.life/2018/07/02/bioresonance-therapy-a-complementary-medical-method/?lang=en

12 Abbildungsverzeichnis